Das POWER-Programm

So bringen Sie mehr Energie in Ihr Leben

Sven-David Müller, Gabriela Zingerle und Almut Müller

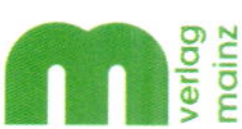

SVEN-DAVID MÜLLER, GABRIELA ZINGERLE UND ALMUT MÜLLER

Das POWER-Programm

So bringen Sie mehr Energie in Ihr Leben

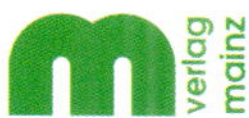

IMPRESSUM

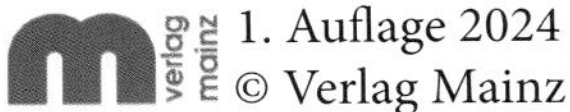
1. Auflage 2024

Printed in Germany

Verlagsgruppe Mainz
Süsterfeldstraße 83
52072 Aachen

Gestaltung, Druck und Vertrieb:
Druck & Verlagshaus Mainz
Süsterfeldstraße 83
52072 Aachen
www.verlag-mainz.de

Umschlag Abbildungsnachweis: adobe stock

ISBN-10: 3-86317-070-9
ISBN-13: 978-3-86317-070-7

Inhalt

»Als Gott den Menschen erschuf, war er bereits müde;
das erklärt manches.«

Mark Twain

Vorwort

»Wer glaubt, keine Zeit für seine Gesundheit zu haben, wird früher oder später Zeit zum Kranksein haben müssen.«

Chinesisches Sprichwort

»Gesundheit ist nicht alles, aber ohne Gesundheit ist alles nichts.«

Arthur Schopenhauer

Liebe Leserinnen und Leser!

Voller Energie durch das Leben gehen. Mit Wohlbefinden und in positiver Stimmung. Das wünschen wir uns alle. Oft sind wir jedoch müde, antriebslos und verstimmt. Das statistische Bundesamt gibt an, dass 96 Prozent der in Deutschland lebenden Menschen unter Müdigkeit und Konzentrationsschwäche leiden. Und 60 Prozent davon klagen sogar mehrmals in der Woche darüber. Müdigkeit, Stress, Fehlernährung und Bewegungsmangel sind die wichtigsten Risikofaktoren für die Entstehung von Krankheiten wie Übergewicht und Adipositas (Fettsucht), Typ 2 Diabetes mellitus, Depressionen oder Herz-Kreislauf-Erkrankungen.

In diesem Buch zeigen wir Ihnen, wie Sie voller Power und Wohlbefinden durch Ihr künftiges Leben gehen können. Dafür brauchen wir nicht nur eine gesunde Ernährungsweise. Energie zu haben bedeutet, das Leben durch bessere Lebensmittel, gezielte Bewegung und natürlich Entspannung zu bereichern. Wir haben für Sie die wissenschaftliche Literatur gecheckt und die Tipps, Tricks und Rezepte für mehr Energie und gegen

Müdigkeit herausgefiltert. In unserem Verhalten ist bedingt, ob wir müde und krank werden oder gesund, fit und aktiv sind. Das wichtigste für unser Wohlbefinden und unsere Energie sind unsere Zellen. Ein Erwachsener besteht aus 100 Billionen Zellen – also aus 100.000.000.000.000, das sind 100.000 Milliarden Zellen. Und jede Zelle muss gut funktionieren. Nur so können wir uns wohlfühlen und Energie haben, Krankheiten vermeiden und einfach immer fit und aktiv sein.

Jede einzelne Zelle braucht Energie, um Energie zu erzeugen, und ihre kleinen »Organe«, denn in jeder der 100 Billionen Zellen befinden sich kleine Kraftwerke. Wir brauchen also nicht nur Energie – Kalorien – die wir über die Nahrung aufnehmen, sondern auch in den Zellen muss alles perfekt funktionieren. Wenn wir uns optimal ernähren, ausreichend bewegen und schlafen und Stress abbauen, funktioniert unser Organismus optimal. Dafür brauchen wir mehr als nur ein Marmeladenbrot oder eine Portion Gulasch oder einen Obstsalat. Dafür brauchen wir eine ausgewogene, gesundheitsbewusste Ernährungsweise. Und natürlich brauchen die Kraftwerke in unseren Zellen spezielle Substanzen, um optimal funktionieren zu können. Und wir müssen schlafen, damit unser Körper immer regenerieren und am Folgetag optimal funktionieren kann. Bei schlechter Schlafhygiene altern wir rascher, werden krank und dick. Wer jeden Tag (!) 6 bis 8 Stunden schläft, ist gesünder und schlanker als Menschen, die unregelmäßig oder schlecht schlafen.

Um energiegeladen zu sein, brauchen wir auch einen gesunden Darm. Der Darm enthält mit der Darmflora unser zweites Gehirn. Wir selbst bestehen aus 100 Billionen Zellen. In unserem Darm gibt es nochmal 100 Billionen Zellen: Bakterien. Und diese Zellen haben 3,3 Millionen Gene – rund 150-mal mehr als ein Mensch in seinen Zellen hat. Die Zellen des Darms nehmen Einfluss auf unser Wohlbefinden und unsere Aktivität. Eine gesunde Darmflora lässt uns gut und energiegeladen fühlen. Probiotika, Mikronährstoffe und Enzym-Hefezellen können die Darmgesundheit entscheidend fördern.

Wir wünschen Ihnen viel Vergnügen beim Lesen unseres Buchs. Wenn Sie unsere Tipps und Tricks befolgen, haben Sie schon nach einigen Wochen immer reichlich Energie für ein gesundes Leben voller Wohlbefinden und Aktivität.

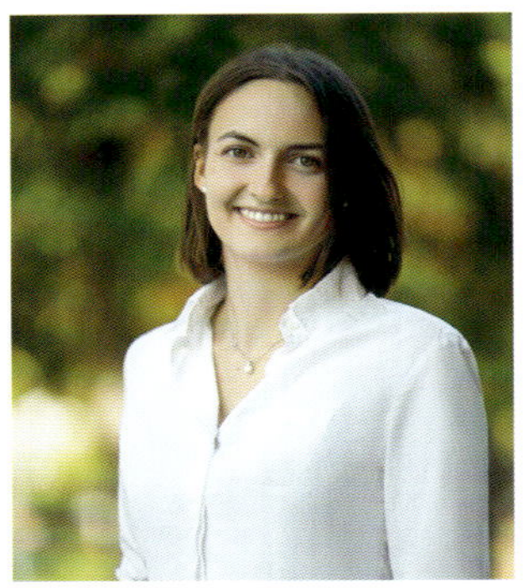

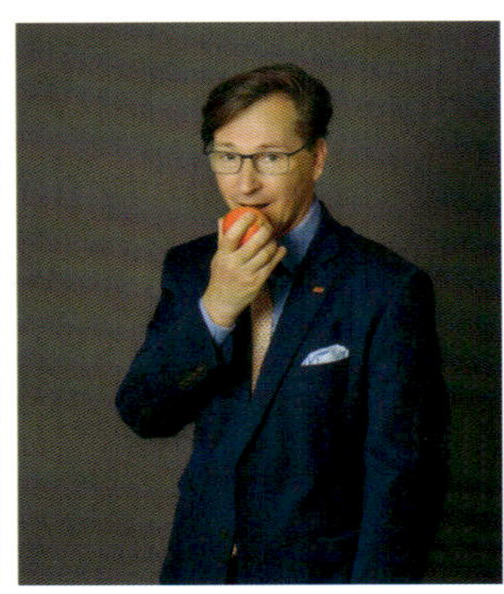

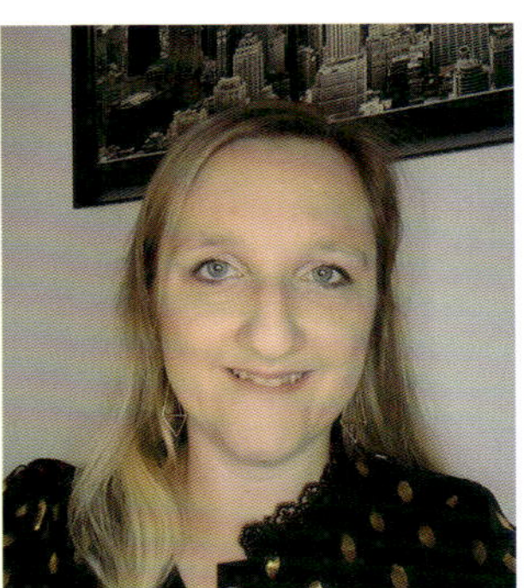

Ihre Gabriela Zingerle

Ihr Sven-David Müller

Ihre Almut Müller

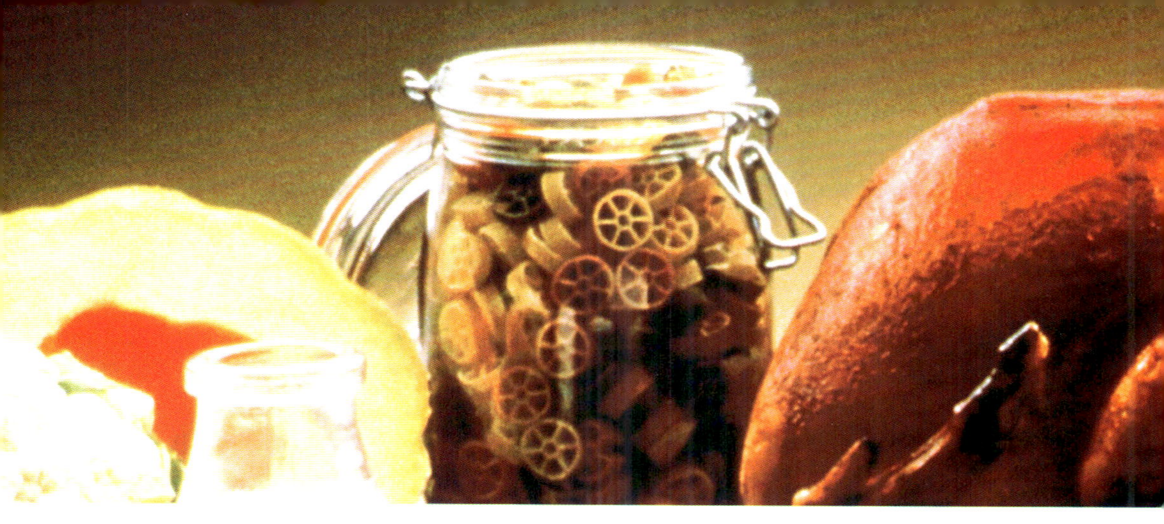

»Eure Nahrungsmittel sollen eure Heilmittel sein und eure Heilmittel sollen eure Nahrungsmittel sein.«

Hippokrates von Kos, griechischer Arzt und »Vater der Heilkunde«

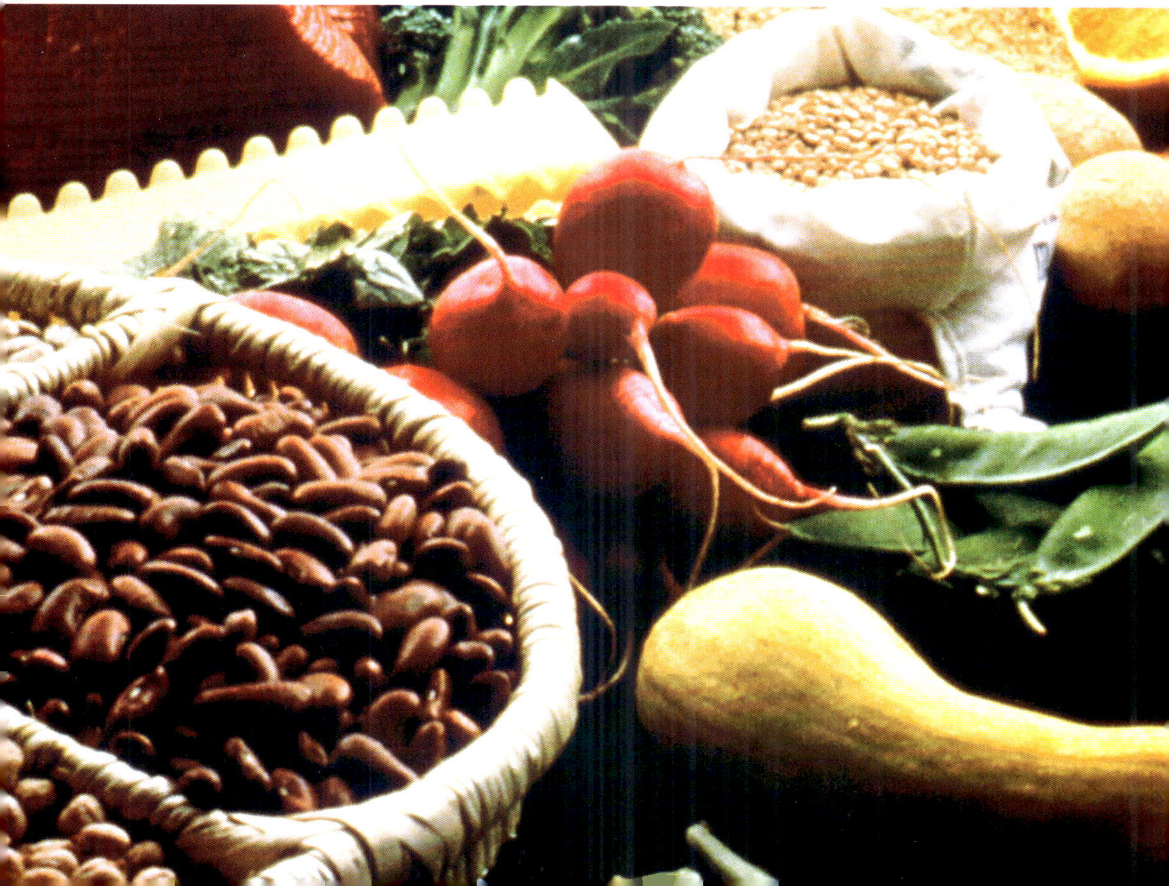

More Energy – Energie braucht JEDER!

»Ein leerer Magen ist ein schlechter Ratgeber.«

Albert Einstein

Wir alle bewundern Menschen, die immer – jeden Tag – voller Energie sind. Wie machen das eigentlich Hollywood-Stars, Topmodels, Personen im Spitzensport ... Warum haben wir nicht alle immer Power, sondern sind oft müde und erreichen nicht unsere Ziele? Was machen wir anders als Cristiano Ronaldo, Gisele Bündchen, Jennifer Aniston, Johnny Depp, David Beckham, Michael Jordan, Kim Kardashian, Leonardo DiCaprio, Beyoncé, Angelina Jolie, Rihanna, Usain Bolt, George Clooney, Arnold Schwarzenegger, Shakira, Will Smith, Madonna, Lady Gaga, Brad Pitt, Miley Cyrus, Scarlett Johansson, Taylor Swift, Serena Williams, Tiger Woods, Ryan Reynolds und viele andere Stars und Sternchen, die nur so vor Energie zu strotzen scheinen.

Vielen von uns fehlt einfach die Energie – aber was ist denn das eigentlich? Benzin, Diesel, Wasserstoff, Gas oder Strom ist die Energie für den Motor von Autos. Ein Kraftfahrzeug braucht einen Motor und Energieträger wie Benzin. Aber was braucht ein Mensch – was brauchen wir – und woran scheitert es bei uns, wenn wir uns müde und schlapp fühlen? Was benötigen wir und wie können wir ein energiegeladenes Leben führen – einen Alltag voller Power?

Um all diese Fragen klären zu können und am Ende energiegeladener in den Tag zu starten, müssen wir zunächst etwas mehr über unsere Energiequellen und unseren ganz persönlichen körpereigenen Motor in Erfahrung bringen. Sobald wir die Grundzüge dieses einzigartigen Systems verstanden haben, können wir damit beginnen, mehr Power im Alltag zu generieren.

Energie ist ein sehr allgemeiner Begriff. Was uns interessiert ist die Energie, die wir tagtäglich benötigen, und von der manchmal zu wenig da zu sein scheint. Spricht man über Energie in Bezug auf unseren menschlichen Körper, können sich viele Menschen zunächst kein konkretes Bild davon machen. Einige würden vielleicht noch behaupten können, Energie ist das, was unser Körper benötigt, um Arbeit verrichten zu können. Das hört sich schon mal ganz plausibel an. Doch was genau steckt hinter der Energie und was passiert in unserem Körper damit? Fest steht: wir alle brauchen Energie! Und zwar tagtäglich, sei es für den Beruf, den man verrichtet, den Sport im Alltag oder auch nur zum Schlafen und Atmen. Ohne Energie läuft bei uns absolut nichts. Um zu verhindern, dass wir uns schlapp und ohne Energie fühlen, schauen wir uns also diesen komplexen Prozess etwas genauer an. Das liefert uns das notwendige Wissen, wie unterschiedliche Aspekte in unserem Alltag uns zu mehr Power verhelfen können. Mit diesem Ratgeber möchten wird der Leserschaft einen Einblick in den menschlichen Energiehaushalt verschaffen und die wichtigsten Punkte für einen energiegeladenen Alltag mitgeben. Denn wer möchte nicht mehr als genug Power für all die wichtigen Dinge haben? Natürlich dürfen hier Tipps und Tricks für eine praktische Umsetzung nicht fehlen!

Dürfen wir vorstellen: unser ganz persönliches Kraftwerk – das Mitochondrium

Damit wir verstehen können, wodurch wir mehr Power erhalten, müssen wir uns zunächst etwas mit dem System auseinandersetzen, das hinter all dem Wunderwerk steckt. Was ist Energie, woher nimmt sie unser Körper eigentlich und was passiert damit? Unser Treibstoff ist das Essen – das heißt, die Energie erhalten wir aus den Lebensmitteln, die wir täglich meist automatisch und sehr unbewusst zu uns nehmen. Um aus dem Essen allerdings Energie erzeugen zu können, benötigen wir zunächst einmal ein körpereigenes kleines Energie-Kraftwerk, sozusagen ein paar Power-Zellen. Denn was bringt uns schließlich ausreichend Holz oder Treibstoff, ohne einen Ofen oder Motor zum Verbrennen? Dieses klitzekleine Kraftwerk in unserem Körper nennt sich Mitochondrium. Und davon haben wir nicht nur eines. In fast jeder Zelle unseres Körpers findet man so ein kleines Kraftwerk – um genau zu sein sogar mehr, viel mehr als nur eines. Zwischen 100 und 10.000 Mitochondrien befinden sich mit wenigen Ausnahmen in jeder Zelle unseres Körpers. Lediglich die roten Blutkörperchen, manche Hautzellen und gewisse Zellen im Augen können Energie über alternative Wege gewinnen. Insgesamt besitzt unser menschlicher Körper also unzählig viele dieser einzigartigen Kraftwerke. Sie sind zuständig für die Produktion von etwa 90 Prozent unseres gesamten Energiebedarfes. Das führt einem nochmal die Wichtigkeit dieser winzigen Bestandteile der Zelle vor Augen.

Nehmen wir dieses Kraftwerk etwas genauer unter die Lupe. Schaut man sich den Aufbau eines einzelnen Mitochondriums an, fällt einem auf, dass dieses bohnenförmige Teilchen zwei Schichten hat: Eine äußere und eine innere Schicht, auch Membran genannt. Die äußere, glatte Schicht umhüllt das ganze Mitochondrium wie eine Schutzhülle. Die innere Schicht hingegen ist mehrmals gefaltet und wie kleine Finger ragt sie immer wieder in das Innere hinein. (Siehe die folgende Abbildung) Das Innere des Mitochondriums ist gefüllt mit einer gelartigen Flüssigkeit, der sogenannten Matrix. In ihr schwimmen noch weitere Bestandteile wie Enzyme herum, die für die Energieproduktion benötigt werden.

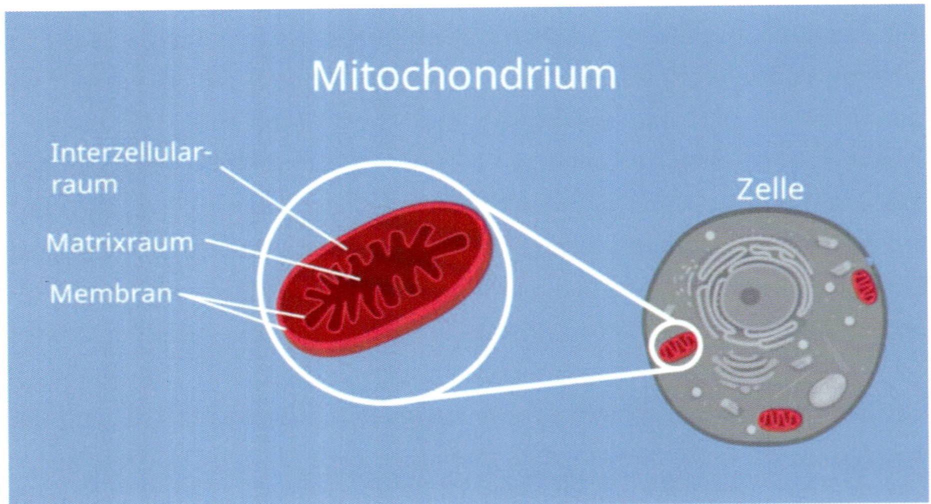

Schematisch vereinfachter Aufbau eines Mitochondriums.

Das Mitochondrium als Kraftwerk der Zelle nimmt sich die Energie aus unserem Essen und verbrennt diese. Aus diesem Grund wird die Energie, die uns das Lebensmittel liefert, auch Brennwert genannt, da wir sie wortwörtlich verbrennen. Der Brennwert wird in der Einheit Kalorien oder auch Joule angegeben. In Europa ist meistens die Rede von den sogenannten Kilokalorien (1.000 Kalorien). Diese Angabe ist den meisten Personen schon einmal untergekommen, schließlich steht dieser Wert auf jedem verpackten Lebensmittel, das wir im Supermarkt kaufen.

In Balance bleiben – die Bedeutung eines ausgeglichenen Energiehaushaltes

Wenn wir die Energie aus den Lebensmitteln erhalten, können wir dann nicht einfach sehr viel Essen und erhalten dadurch genug Power? Leider nein, so einfach ist die ganze Thematik nicht. Wichtig ist eine ausgeglichene Energiebilanz – soll heißen: es soll genau so viel Energie aufgenommen werden, wie auch benötigt wird (Siehe die folgende Abbildung). Wird der Tank zu voll befüllt, läuft er über. Wird der Tank zu wenig befüllt, fährt das Auto nicht. So oder so ähnlich zumindest schaut es auch bei uns aus. Nehmen wir mehr Kalorien zu uns, als wir verbrauchen, speichert unser Körper diese überschüssige Energie in Form von Fett. Rund 7.000 überschüssige Kilokalorien ergeben in etwa einen Kilogramm Körperfett. Diese Fettreserven werden aber meistens nicht mehr vom Körper angerührt, da ja immer weiter gegessen wird und somit neue Energie produziert werden kann. Die Folge: wir nehmen an Gewicht zu und meistens sind es nicht Muskeln, sondern Fett. Das bedeutet, dass Übergewicht durch eine positive Energiebilanz entsteht und meist negative Folgen mit sich bringt.

Eine negative Energiebilanz = es wird mehr Energie verbraucht als aufgenommen – ist auch nicht ideal. Dies erreicht man zum Beispiel durch sparsames Essen, viel Sport oder kalorienarme Lebensmittel. Möchte man abnehmen, ist eine negative Energiebilanz sinnvoll. Der Körper greift dabei auf die Energie zurück, die er in Form von Fett gespeichert hat. Übertreibt man es aber, schaltet der Körper in den Energiesparmodus. Er bemerkt, dass plötzlich nicht mehr ausreichend Energie aufgenommen wird und gerät in Panik. Im Laufe der Evolution musste die Menschheit aufgrund von Hungersnöten, Missernten und dergleichen sehr viel öfter mit einer negativen als mit einer positiven Energiebilanz zurechtkommen. Der

Körper fährt den Stoffwechsel herunter, was das Abnehmen erschwert. Wird wieder ausreichend gegessen, speichert unser Körper die Energie noch besser, da er sich auf einen möglichen erneuten Hungerszustand vorbereiten muss. Dass absichtlich weniger gegessen wurde, um abzunehmen, kann unser Körper ja nicht wissen. Dieser Vorgang ist auch bekannt unter dem Namen Jo-Jo-Effekt.

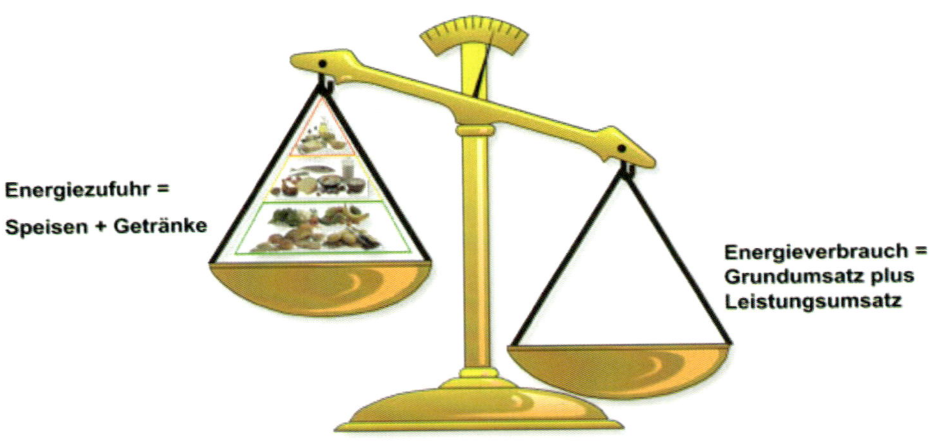

Darstellung der Energiebilanz als Waage.

Dabei hat jeder Mensch einen ganz persönlichen Bedarf an Energie. Dieser hängt zum Beispiel von Geschlecht, sportlicher Aktivität, Beruf, Alter und Körpergröße ab. Das leuchtet auch ein – eine Person, die im Spitzensport tätig ist, wird wahrscheinlich mehr Energie benötigen als eine Person im Rentenalter, die ab und zu etwas im Garten macht. Dann gibt es den sogenannten Grund-Umsatz. Diese Energie muss mindestens zugeführt werden, damit unser Körper im Ruhezustand für 24 Stunden überleben kann. Da die meisten jedoch noch Arbeiten, Sport machen, Einkaufen gehen, sich mit Freunden treffen und so weiter, benötigen wir zusätzlich noch den sogenannten Leistungs-Umsatz.

Der Grund-Umsatz kann mit der »Harris-Benedict-Formel« berechnet werden. Diese Formel unterscheidet sich für Männer und Frauen, da es zwischen den beiden Geschlechtern doch Unterschiede in der Zusammensetzung des Körpers gibt. Männer haben in der Regel einen höheren Muskelanteil und weniger Körperfett als Frauen. Das hat natürlich auch Auswirkungen auf unseren Energiehaushalt, weshalb es in die Formel miteinfließt. In die Formel fließen neben dem Geschlecht außerdem Gewicht, Größe und Alter mit ein. Je mehr Gewicht jemand hat, desto mehr Energie ist erforderlich, um es aufrecht zu erhalten. Auch große Menschen benötigen mehr Energie, damit ihr Körper funktioniert. Beim Alter findet man hingegen ein Minus-Zeichen in der Formel. Das ist deshalb so, da mit zunehmendem Alter unser Stoffwechsel immer weiter runtergefahren wird und wir weniger Energie benötigen, weil wir auch weniger verbrennen. Um den Grund-Umsatz zu berechnen, können die persönlichen Daten in die nachfolgenden Tabellen eingetragen werden. Zu beachten ist dabei, dass es sich bei dem berechneten Wert nur um einen Schätzwert handelt.

Bestimmung des Grund-Umsatzes [kcal/24h]

MÄNNER		66,5
+ (13,8 x	Körpergewicht in kg)	
+ (5,0 x	Körpergröße in cm)	
- (6,8 x	Alter in Jahren)	
	Ergebnis	

Bestimmung des Grund-Umsatzes [kcal/24h]

FRAUEN		655,1
+ (9,6 x	Körpergewicht in kg)	
+ (1,8 x	Körpergröße in cm)	
- (4,7 x	Alter in Jahren)	
	Ergebnis	

Das Ergebnis, welches beim Grund-Umsatz herausgekommen ist, ist die Energie, die man MINDESTENS täglich benötigt. Weniger als diese Menge an Kalorien sollte man seinem Stoffwechsel zu Liebe nicht zu sich nehmen. Nichts essen macht nämlich nicht automatisch schlank.

Um den Leistungs-Umsatz zu erhalten, also die Energie, die wir benötigen, wenn wir uns noch zusätzlich bewegen oder arbeiten, muss der Grund-Umsatz noch mit dem sogenannten Physical Activity Level (kurz: PAL) multipliziert werden.

Da wir uns alle im Alltag unterschiedlich intensiv bewegen, kann das Aktivitätsniveau mit dem PAL besser beschrieben werden. Umso mehr wir uns bewegen, desto höher wird auch unser Leistungs-Umsatz ausfallen, da wir ja mehr Energie verbrauchen und somit auch benötigen.

Bestimmung des Leistungs-Umsatzes [kcal/24h]

Grund-Umsatz	x 1,3	(bettlägerig oder immobil)	=	
Grund-Umsatz	x 1,4	(viel sitzen, wenig Bewegung)	=	
Grund-Umsatz	x 1,6	(sitzende & bewegte Arbeit, mäßig Bewegung)	=	
Grund-Umsatz	x 1,8	(bewegte Arbeit)	=	
Grund-Umsatz	x 2,0	(körperlich anstrengende Arbeit, viel Bewegung)	=	

Es macht allerdings wenig Sinn, die ganzen Mahlzeiten nur noch nach Kalorien zu sich zu nehmen. Das ist unfassbar mühsam und verdirbt einem den Genuss am Essen. Unser Körper sendet uns eindeutige Signale, wenn wir Hunger (nicht zu verwechseln mit Appetit!) haben oder satt (nicht zu verwechseln mit voll!) sind. Wir müssen lernen, diese Signale wahrzunehmen und sie zu beachten.

BEISPIEL:

Frau Müller, eine **49-jährige** Frau mit einer Körpergröße von **163** cm und einem Gewicht von **65 kg** möchte wissen wie viel Energie sie in etwa jeden Tag verbraucht und somit auch benötigt. Dazu füllt sie zunächst die Tabelle für den Grund-Umsatz für Frauen aus.

Bestimmung des Grund-Umsatzes [kcal/24h]

FRAUEN		655,1
+ (9,6 x	Körpergewicht in kg)	65
+ (1,8 x	Körpergröße in cm)	163
- (4,7 x	Alter in Jahren)	49
	Ergebnis	1342

➔ **Grund-Umsatz [kcal/24h]** = 655,1 + (9,6 x 65) + (1,8 x 163) – (4,7 x 49) = 1.342 kcal/24h

Das bedeutet, Frau Müller benötigt mindestens 1.342 kcal pro Tag, damit ihr Körper noch gut funktionieren kann. Frau Müller fährt jeden Tag mit dem Rad zur Arbeit ins Büro, zweimal die Woche spielt sie Tennis und am Wochenende kümmert sie sich gerne um ihren Garten und geht Spazieren. Dafür benötigt ihr Körper noch zusätzliche Energie. Um diese zu berücksichtigen, wird ihr Grund-Umsatz von 1.342 kcal mit einem PAL-Wert von 1,6 multipliziert, da sie viel Bewegung in ihrem Alltag hat.

➔ **Leistungs-Umsatz [kcal/24h]** = 1.342 kcal/24h x 1,6 = 2.147 kcal/24h

Frau Müller benötigt also in etwa 2.147 kcal jeden Tag, wenn sie nicht zu- oder abnehmen möchte. Zu beachten ist aber auch, dass es sich nur um eine Schätzung handelt und sich der Wert je nach körperlicher Aktivität ändern kann.

Der Weg vom Essen zur Energie

Wie bereits erwähnt, nehmen die Mitochondrien als Energiefabrik eine wichtige Rolle ein. Sie nehmen die Energie, die wir aus den Lebensmitteln erhalten, auf und verwerten sie. Unsere Lebensmittel bestehen aber aus verschiedenen Bestandteilen, die uns auch unterschiedlich viel Energie liefern. Es gibt große (Makronährstoffe) und kleine Bestandteile (Mikronährstoffe). Die Energie erhalten wir nur aus den Makronährstoffen – diese Nahrungsmittelbestandteile sind vor allem Kohlenhydrate, Eiweiß (in der Wissenschaft auch Protein genannt) und Fett. Auch Alkohol spielt hier eine Rolle, wobei es nicht als Energielieferant genutzt werden sollte.

Nahrungsinhaltsstoff	Hauptquellen	Kilokalorien/ Gramm
Kohlenhydrate	Zucker, Brot, Nudeln, Reis, Kartoffeln, Obst	4
Eiweiß (Protein)	Fisch, Fleisch, Eier, Milchprodukte, Hülsenfrüchte wie Soja	4
Fett	Butter, Margarine, Öl, Nüsse, Fisch, Backwaren, Chips	9
Alkohol	Bier, Wein, Sekt, Spirituosen	7

Durch eine komplexe chemische Reaktion wird aus diesen Nahrungsmittelbestandteilen Energie. Diesen Prozess nennt man auch die Zellatmung. So weit so gut.

Gehen wir also die Schritte einzeln durch, um dieses komplexe Konstrukt etwas aufzuschlüsseln und besser verstehen zu können. Nehmen wir an, zum Mittagessen gab es in der Mensa ein Spiegelei mit Öl in der Pfanne angebraten und Rosmarin-Kartoffeln. Nach zwanzig Minuten war aufgegessen und die Person angenehm satt. Es wurden alle energieliefernden Nahrungsmittelbestandteile aufgenommen, aus denen unser Körper jetzt Energie erzeugen kann: Eiweiß aus dem Spiegelei, Fett aus dem Öl und Kohlenhydrate aus den Kartoffeln. Während man an diesem Punkt gedanklich das Mittagessen bereits abgeschlossen hat, beginnt unser Körper im Grunde erst jetzt, auf Hochtouren zu arbeiten. Das Essen liegt aktuell noch im Magen. Hier wird es weiter zerkleinert und gespeichert, bis die portionsweise Reise durch den Körper fortgesetzt wird. Nach und nach gelangt ein Teil der zerkleinerten Mahlzeit in den Dünndarm. Im Dünndarm wird der größte Teil der energieliefernden Bestandteile, aber auch der Vitamine und Mineralstoffe, aufgenommen. Zum Schluss gelangt das, was jetzt vom einstigen Mittagessen noch übrig ist, in den Dickdarm. In diesem Teil des Verdauungstraktes wird dem Speisebrei Wasser entzogen. Im Dickdarm wohnen viele Milliarden Bakterien. Sie bilden die Darmflora, die für unsere Gesundheit und unser Wohlbefinden sehr wichtig ist. Als Nahrung bevorzugen die Bakterien im Dickdarm bestimmte Ballaststoffe. Ballaststoffe sind wichtig zur Erhaltung der Gesundheit und lebenswichtig für eine gute Darmflora.

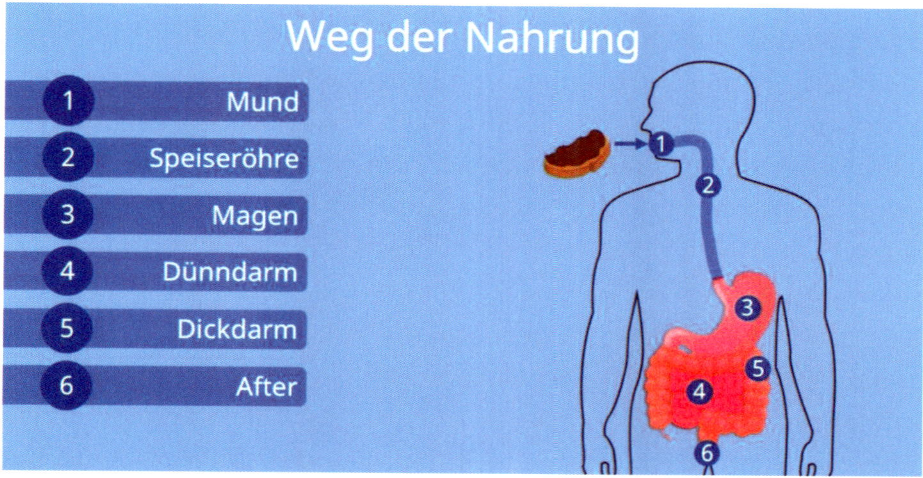

Der Weg des Essens durch unseren Körper.

Betrachtet man die Größe der menschlichen Zellen fällt auf, dass sie mit einem ganzen Spiegelei, auch wenn es zerkleinert wurde, nicht viel anfangen können. Das heißt, das Mittagessen von vorhin muss in möglichst kleinste Teilchen zerlegt werden. Unser Körper holt sich also die einzelnen Nahrungsmittelbestandteile aus dem Essen. Sie werden allerdings noch weiter zerlegt in kleinste Zucker-, Fett- und Eiweißteilchen. Das kann man sich wie eine lange Perlenkette vorstellen, die immer weiter gekürzt wird, bis am Ende alle Perlen einzeln herumliegen. Erst jetzt kann unser Körper anfangen, mit den zerkleinerten Bestandteilen richtig zu arbeiten. Diese zerkleinerten Zucker-, Fett- und Eiweißteilchen liefern uns in einem nächsten Schritt auch die Energie, die unser Körper verbrennt. Für die Energiegewinnung werden bevorzugt Kohlenhydrate herangezogen, da diese schnell und unkompliziert umgewandelt werden können. Um Fett in Energie umzuwandeln, benötigen wir eine helfende Hand, das sogenannte L-Carnitin. Das L-Carnitin dient als Taxi für längere Fettteilchen und befördert diese in die Mitochondrien, wo Energie daraus entsteht. Ohne dieses L-Carnitin gelangt das Fett nicht dorthin, wo es für die Energieproduktion benötigt wird, sondern das Fett wird stattdessen in unserem Körper gespeichert, was meist nicht erwünscht ist. Das heißt, dieser Hilfsstoff kann uns im Idealfall dabei unterstützen unser Gewicht zu regulieren und mehr Energie zu generieren. Bei einer Mischkost, in der alle Gruppen von Lebensmitteln vorkommen, sollte eine ausreichende Zufuhr an L-Carnitin im Normalfall gegeben sein. Bei einer veganen Ernährung sollte man sich unter Umständen über Supplemente informieren. Auch kann unser Körper das L-Carnitin zu einem Teil selbst herstellen.

Sind die Nährstoffe also auf irgendeine Art und Weise im Mitochondrium angelangt, wird dort die eigentliche Energie in Form von ATP (Adenosintriphosphat) produziert. Dieses ATP wird für viele Vorgänge in den Zellen benötigt, so zum Beispiel auch, um unsere Muskeln anspannen zu können und Nervenimpulse weiterzuleiten.

Für die Funktion aller Zellen des Körpers und natürlich auch für die Zellatmung ist eine optimale Ernährung der Mitochondrien lebenswichtig. Nur gesunde Zellen und eine gut funktionierende Zellatmung können dafür sorgen, dass wir voller Energie und Schwung im Alltag sind. Nur bei optimaler Versorgung mit »Zellnahrung« können die Zellkraftwerke (Mitochondrien) optimal arbeiten und hohen oxidativen Stress abwehren. Wenn die Mitochondrien nicht gut funktionieren können, fehlt uns zuerst die Energie, und über längere Zeiträume kommt es zu frühzeitiger Alterung und viele Krankheiten treten häufiger auf. Die Mitochondrien benötigen insbesondere Eiweißbausteine (Aminosäuren), B-Vitamine und Co-Enzyme. Diese Stoffe und noch viel mehr steckt beispielsweise in Enzym-Hefezellen.

Alternative Energiegewinnung

Jetzt stellt sich vielleicht einigen die Frage, was passiert, wenn uns über einen längeren Zeitraum einmal keine Nahrung zur Verfügung steht, zum Beispiel in einer Fastenperiode. Dafür hat unser Körper andere Formen der Energiegewinnung gefunden. Evolutionstechnisch wäre es sonst auch schwierig geworden mit dem Überleben der Menschheit, da es häufig Perioden gab, in denen keine oder kaum Nahrung zur Verfügung stand und trotzdem körperliche Arbeit verrichtet werden musste. Zunächst greift der Körper auf seine eigenen Speicherreserven zurück, also vor allem Fett und Kohlenhydrate. Bevorzugt wird Energie aus den Kohlenhydraten, dann erst kommt das Fett an die Reihe. Man muss also keine Angst haben, gleich ohne Energie dazustehen, wenn einmal länger nichts gegessen wird. Nichtsdestotrotz sollte auf regelmäßige Mahlzeiten geachtet werden, da sich unser Körper sonst diese langen Hunger-Perioden merkt und für die nächste dann noch mehr Reserven anlegt in Form von unerwünschten Speckröllchen. Unser Körper hat gelernt, besser mit etwas zu wenig Nahrung umzugehen als mit einem Überschuss. Wird aber permanent zu wenig gegessen, bereitet sich der Körper mehr auf schlechte Zeiten vor, da es diese in der Geschichte der Menschheit häufiger gab. Der Körper kann nicht wissen, dass man absichtlich nichts mehr isst, um die Reserven zu verringern. Mit der Methode des »Nichts-Essens« beim Abnehmen spielt man gegen den eigenen Stoffwechsel. Mehr dazu im Kapitel *In Balance bleiben*.

Sauerstoff macht Power – die Macht des Atmens

Um energiegeladen zu sein, brauchen wir aber nicht nur Nahrung und die Inhaltsstoffe, sondern auch Sauerstoff. Daher ist ohne Atmen kein Leben möglich. Jede Person, die schon einmal ein Feuer gemacht hat, weiß, dass man zwar Holz und einen Funken braucht, um das ganze zum Lodern zu bringen. Eine Sache darf bei dieser Reaktion allerdings unter keinen Umständen fehlen: Luft. Ohne Luft kann ein Feuer, auch wenn es noch so gut gelegt wurde, nicht brennen. Um genau zu sein geht es nicht direkt um die Luft, sondern um einen Bestandteil darin, nämlich den Sauerstoff.

Um sich dieses Konzept besser vorstellen zu können, kann man sich den Körper wieder als Hochleistungs-Maschine vor Augen führen, die Energie selbst produziert und ohne Energie nicht funktionieren kann. In dieser Maschine lodert ein Feuer, das alles antreibt. Für dieses Feuer benötigen wir neben dem passenden Brennmaterial, in unserem Fall unser Essen, auch Sauerstoff. Ohne ausreichend Sauerstoff wird die Flamme immer kleiner und das Feuer lodert nicht mehr effektiv genug. Das merkt man zum Beispiel im Alltag häufig in stickigen Räumen, wenn man müde und träge wird oder Kopfschmerzen bekommt. Es ist zu wenig frische Luft und somit auch zu wenig Sauerstoff vorhanden.

Da unsere Zellen ebenfalls Sauerstoff benötigen und atmen, wird dieser Prozess auch Zellatmung oder innere Atmung genannt. Im Vergleich dazu gibt es noch die äußere Atmung. Damit ist nichts anderes als unsere permanente Atmung über die Lunge gemeint.

Es gibt unterschiedliche Faktoren, die dafür sorgen, dass unser Körper mit ausreichend Sauerstoff versorgt wird. Zum einen gehört die Qualität unserer Luft dazu. Besonders seit der Corona-Pandemie ist man in dem Bereich etwas aufmerksamer und sensibler geworden – vor allem durch CO2-Messgeräte, die in Klassen oder Büros alle zehn Minuten piepsen, da die Luftqualität bereits grenzwertig ist. Je nach Raumgröße und Anzahl der Menschen, die sich darin aufhalten, empfiehlt es sich mehr oder weniger zu lüften. Generell sollte zwei- bis dreimal täglich für zehn bis fünfzehn Minuten stoßgelüftet werden. Dadurch tauscht sich die verbrauchte Luft im Raum mit der Frischluft von draußen aus. Auch Zimmerpflanzen, wie Efeutute oder Bogenhanf können zu einem frischeren Raumklima beitragen. Auf starke chemische Reinigungsmittel und Kerzen, vor allem Duftkerzen, sollte weitestgehend verzichtet werden.

Ein weiterer wesentlicher Faktor, der unsere Versorgung mit Sauerstoff beeinträchtigt, ist das Rauchen. Auch wenn draußen an der frischen Luft geraucht wird, ist die schädliche Wirkung des Nikotins sehr groß. Durch das in Zigaretten enthaltene Nikotin wird die Lunge und somit auch ihre Funktion geschädigt. Neben einer schlechteren Versorgung mit Sauerstoff gilt Rauchen als Risikofaktor für mehrere Krankheiten, die sich negativ auf die Gesundheit und somit unser Wohlbefinden auswirken. Der erste Schritt zu einem rauchfreien Leben besteht darin, selbst den Wunsch zu äußern und die Motivation aufzubringen, mit dem Rauchen aufzuhören. Ist dieser erste wichtige Schritt geschafft, gibt es mehrere Möglichkeiten. Es gibt Nikotinersatztherapien wie etwa die bekannten Nikotinpflaster oder spezielle Kaugummis, Entwöhnungstherapien und Selbsthilfegruppen. Die meisten Krankenkasse bieten kostenlose Beratungsgespräche zu diesem Thema an oder Übernehmen auch die Therapiekosten oder die Kosten für Ersatzprodukte. Auch wenn es nicht auf Anhieb funktioniert, heißt es dranbleiben und mit Geduld und Motivation ans Ziel zu kommen.

Krankheiten wie Asthma und Herz-Kreislauf-Erkrankungen können auch für eine Unterversorgung mit Sauerstoff verantwortlich sein. Diese Krankheiten sollten unter ärztlicher Aufsicht therapiert werden.

Um den Prozess der Zellatmung zu unterstützen, kann man selbst auch einiges in die Hand nehmen. Neben einer guten Luftqualität und der Vermeidung von Rauchen kann man aktiv durch gezielte Atemübungen und Sport die Versorgung unserer Zellen mit Sauerstoff verbessern. Durch Sport brauchen wir mehr Sauerstoff. Der erhöhte Bedarf führt dazu, dass wir automatisch schneller und tiefer atmen. Durch dieses unbewusste Training der Lungen erhöhen wir deren Kapazität und stärken die Atemmuskulatur. Ein weiterer wichtiger Pluspunkt von Sport ist die Auswirkung auf die Mitochondrien – also unsere Energie-Kraftwerke. Sport regt nämlich die Produktion von Mitochondrien an. Je mehr Sport, desto mehr Mitochondrien und umso mehr Energie haben wir.

Es gibt unzählige Videos und auch Bücher zum Thema richtig Atmen und Atemübungen. Ein paar einfache Übungen, die man schnell und problemlos im Alltag integrieren kann, sind nachfolgend aufgelistet:

- **Bauchatmung**: Für diese Übung legt man die Hand auf den Bauch und atmet bewusst tief in den Bauch ein, bis dieser sich wie ein Ballon aufpustet. Langsam wieder ausatmen und den Bauch einziehen dabei. Die Übung fünf- bis zehnmal wiederholen.

- **Nasenatmung**: Bei dieser Übung wird die Luft langsam über die Nase eingeatmet für vier Sekunden und anschließend einige Sekunden gehalten. Durch den Mund wieder ausatmen und dabei bis sechs zählen. Die Übung fünf- bis zehnmal wiederholen.

- **Wechselatmung**: Jeweils ein Nasenloch zuhalten und durch das andere ein paar Mal ein- und ausatmen. Anschließend das Nasenloch wechseln. Dadurch wird der Atemfluss ausgeglichener.

- **Kontrollierte Atmung**: Hier wird eine bewusste und kontrollierte Atmung trainiert. Am besten aufrecht hinsetzen, dann tief einatmen, für vier Sekunden halten und langsam ausatmen. Beim Ausatmen bis vier zählen. Die Übung fünf- bis zehnmal wiederholen.

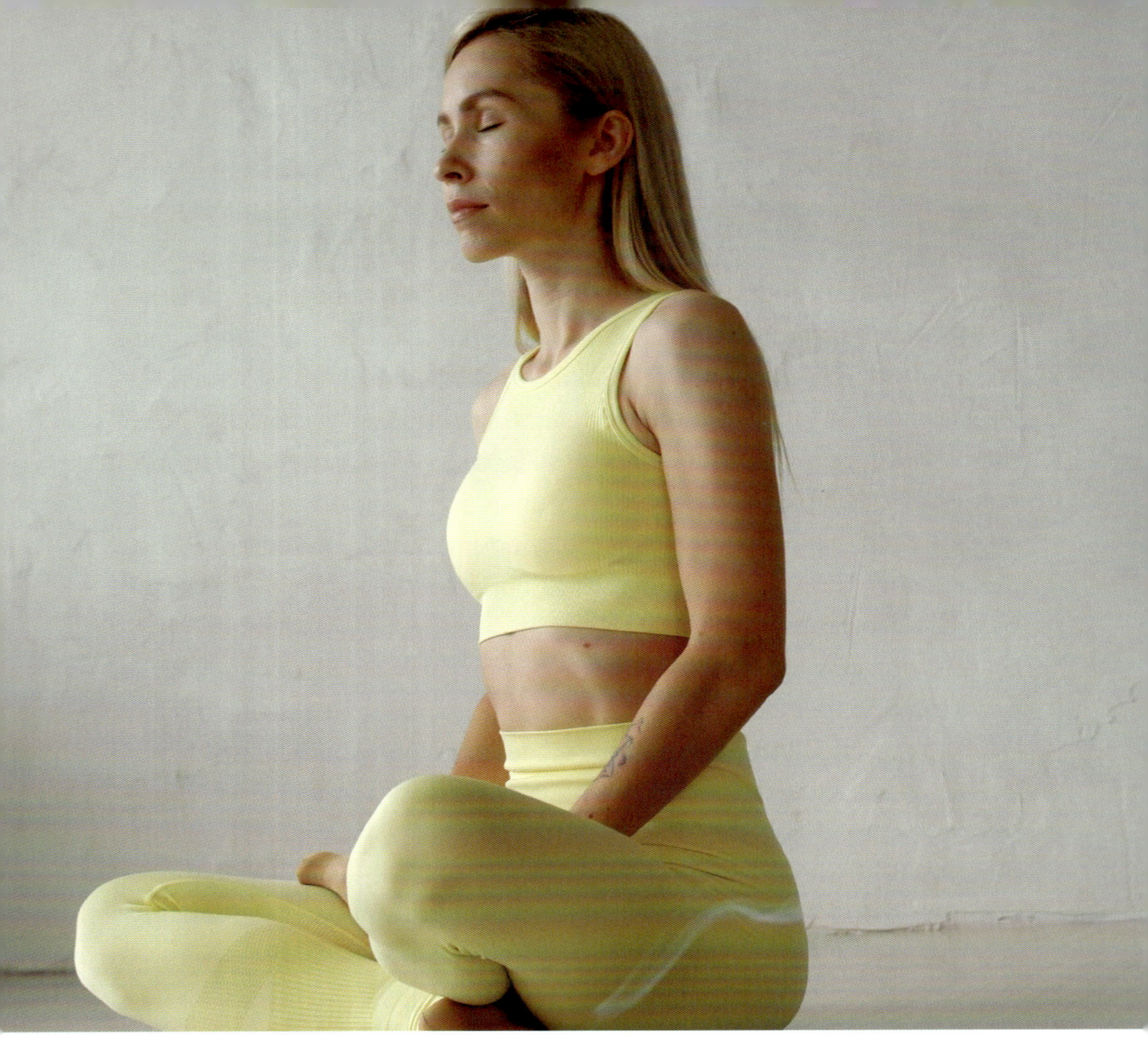

Bewusstes Atmen kann ohne großen Zeitaufwand in den Alltag integriert werden.

Auch Stress kann unsere Atmung beeinflussen. Wem ist es nicht schon so gegangen, dass man sich in einer stressigen oder unangenehmen Situation so angespannt hat, dass man nur noch ganz flach atmen konnte. Hier hilft es, ein Bewusstsein dafür zu entwickeln und in solchen Momenten aktiv mehrere Male tief ein- und auszuatmen.

Der Körper als Kraftwerk: was uns antreibt und bewegt

Nach den vorherigen Absätzen steht eines fest: die Energiegewinnung im Körper stellt einen komplexen und essentiellen Prozess dar. Dieser Vorgang in den Mitochondrien hängt von vielen Faktoren ab, nicht nur von einer ausgewogenen Ernährung. Um ausreichend Energie im Alltag zu haben, spielen zusätzlich ausreichend körperliche Aktivität, erholsamer Schlaf und die Reduktion von Stress eine bedeutende Rolle. Manches davon können wir besser und manches schlechter selbst in die Hand nehmen und kontrollieren.

Das sind alles Faktoren, die dazu führen können, dass in der Zelle zu wenig Energie produziert wird. Das zeigt sich häufig durch Müdigkeit und in diesem Zusammenhang auch durch Antriebslosigkeit im täglichen Leben. Ohne ausreichend Energie ist man kraftlos, niedergeschlagen und motivationslos. Niemand möchte sich permanent so fühlen.

Stecken keine körperlichen oder psychischen Erkrankungen hinter den Symptomen, können die folgenden Empfehlungen durchaus einen Versuch wert sein, um den Alltag wieder mit mehr Power bestreiten zu können.

Power durch Essen – die richtige Zusammensetzung unseres Kraftstoffes

Unser primärer Energieträger ist das Essen. Das Problem ist jedoch nicht, dass wir zu wenig essen. In Deutschland sind laut Robert Koch-Institut etwa 50 bis 60 Prozent der Erwachsenen übergewichtig. Demzufolge müssten wir alle mehr als genug Energie aufbringen. Hier gilt allerdings: Qualität vor Quantität! Selbstverständlich ist es wichtig, ausreichend zu essen, aber noch wichtiger ist es, sich abwechslungsreich zu ernähren und aus dem vollen Potential der unterschiedlichen Lebensmittel zu schöpfen. Das hört sich sehr allgemein und eher nichtssagend an. Unter ausgewogener und vollwertiger Ernährung kann vieles verstanden werden und diese Formulierung lässt viel Spielraum für Interpretationen. Im Grunde versteht man darunter nichts anderes, als dass man eine große Vielzahl an unterschiedlichen Lebensmitteln zu sich nimmt, die den Körper mit allen Nährstoffen versorgen, die er braucht. Nach Rücksprache mit dem Arzt und Apotheker kann es sinnvoll sein, Nahrungsergänzungsmittel einzunehmen. Diese können eine gesunde und ausgewogene Ernährungsweise nicht ersetzen aber sinnvoll ergänzen. Nahrungsergänzungsmittel sind Lebensmittel und keine Arzneimittel.

Das wichtigste ist immer und möglichst wirklich jeden Tag eine ausgewogene gesunde Ernährungsweise mit viel Gemüse und Obst. Viele werden bestimmt behaupten, sie kaufen eh viele unterschiedliche Produkte im Supermarkt ein bei der schier endlosen Auswahl in den Regalen. Nur blöd, dass die Hauptzutaten in fast allen verarbeiteten Lebensmitteln dieselben sind. Wirft man einen Blick auf das Zutatenverzeichnis, so fällt einem auf, dass ganz weit vorne immer die gleichen Zutaten zu finden sind. Das wären zum einen Weizenmehl, zum anderen Zucker oder eine Art von Zukker (Glukose, Fruktose, Dextrose, Maltodextrin, Saccharose) und Milch- oder Eipulver und meist minderwertig Fette. Das bedeutet, dass wir trotz unterschiedlicher Produkte doch nur dieselben Zutaten und somit auch dieselben Nährstoffe zu uns nehmen. Um alle notwendigen Nährstoffe zu erhalten, sollte ein Regenbogen an Lebensmitteln, vor allem unverarbeiteten, konsumiert werden.

Der Mensch ist ein Gewohnheitstier – das schaut beim Essen nicht anders aus. Um aus diesem Kreis der Gewohnheit etwas auszubrechen, kann man sich ein paar Challenges oder Herausforderungen stellen. Jede Woche beim Einkauf wird ein neues Obst oder Gemüse gekauft und dieses dann mit einem neuen Rezept weiterverarbeitet. Generell isst die Allgemeinbevölkerung zu wenig Obst und Gemüse. Von der Deutschen Gesellschaft für Ernährung werden fünf Portionen Gemüse und Obst pro Tag empfohlen – in der Realität schafft das kaum jemand. Dabei liefern uns genau diese Lebensmittel so viele Vitamine und vor allem die sekundären Pflanzenstoffe, die für unsere Gesundheit so wichtig sind. Um das etwas mehr in den Alltag einzubauen, kann zum Beispiel zum Mittagessen einen Salat als Vorspeise oder Obst als Snack zwischendurch eingebaut werden. Ist mal wenig Zeit zum Kochen da, kann auch ohne schlechtes Gewissen auf tiefgekühltes Gemüse zurückgegriffen werden.

Eine weitere Herausforderung könnte sein, dass das Brot jede Woche aus einer anderen Getreidesorte bestehen soll. Neben Weizen gibt es noch so viele andere Getreidesorten, die uns alle unterschiedliche Vitamine und Mineralstoffe liefern. Nur um einige zu nennen: Roggen, Hafer (Hafer-Flocken, Hafer-Körner und Haferkleie), Dinkel, Einkorn, Emmer, Kamut, Grünkern, Buchweizen, Gerste. Am besten wählt man die Vollkorn-Variante. Beim vollen Korn wird die äußere Schale, unter der sich die meisten Vitamine und Mineralstoffe verstecken, nicht wegpoliert, wie beim ausgemahlenen Mehl, sondern mitverarbeitet. Das bedeutet, dass Vollkornprodukte mehr Nährstoffe liefern, Ballaststoffe enthalten und uns länger satt halten.

Neben Obst, Gemüse und Getreideprodukten sollte auch eine Eiweißquelle nicht fehlen. Das kann ein Milchprodukt, Eier, Fleisch, Fisch oder auch pflanzliche Lebensmittel, wie Linsen und Bohnen sein. Bei tierischen Eiweißquellen empfiehlt sich eher die magere Version, da sonst recht viele ungesunde Fette aufgenommen werden.

Fett ist nämlich nicht immer gleich Fett. Es gibt gesunde und ungesunde Fette. Ungesunde Fette sind vor allem in tierischen Produkten enthalten, wie etwa Butter, Aufschnitt, fettigem Käse oder auch in Palm- und Kakaofett, und sollte daher nur in Maßen konsumiert werden. Gesunde Fette hingegen verstecken sich hinter den pflanzlichen Ölen wie Oliven-, Raps- und Leinöl und sollten vermehrt zum Einsatz kommen. Auch hier ist Abwechslung gefragt, um aus dem vollen Potential der unterschiedlichen Zusammensetzungen schöpfen zu können.

Salz und Zucker sollten als Gewürz eingesetzt werden und nicht als Zutat. Auch hier empfehlen sich unterschiedliche Kräuter zum Verfeinern der Speisen. Besonders verarbeitete Produkte enthalten oft unnötig viel Salz und Zucker, was unseren Körper auf Dauer belasten kann. Bei Kuchenrezepten kann grundsätzlich immer auf die Hälfte des angegebenen Zuckers verzichtet werden.

Damit unsere Zellen optimal arbeiten können und ausreichend Energie produzieren, müssen sie immer ausreichend mit Wasser versorgt sein. Die Zelle sollte immer schön prall gefüllt sein, wie eine Traube. Trinken wir zu wenig, dann trocknet sie aus und wird zu einer verschrumpelten Rosine. Das Getränk der Wahl sollte Wasser sein. Wem das zu langweilig ist, der kann es mit Zitrone, Minze oder ein paar Beeren schmackhafter machen. Es sollten täglich eineinhalb bis zwei Liter getrunken werden, damit unsere Zellen nicht zu ausgetrockneten Rosinen werden.

Mit den heutigen Ablenkungen im Alltag gehört achtsames Essen häufig nicht mehr zur Routine. Meistens lenken wir uns während des Essens mit dem Handy, dem Fernseher oder einer Zeitschrift ab. Dabei merkt man dann meist nicht, dass man schon längst satt ist und isst einfach weiter.

So nimmt man unnötig viele Kalorien zu sich und fühlt sich danach erst recht schlapp und träge, weil unsere Verdauung mehr als beschäftigt ist.

Das alles scheint auf den ersten Blick viel zu sein. Eine ausgewogene Ernährung ist keine Diät und bringt auch keine Einschränkungen mit sich. Es handelt sich um einen ständigen Prozess und um Optimierungen der Essgewohnheiten. Am einfachsten ist es, sich kleine realistische Ziele zu setzen. Mit jedem Schritt in die richtige Richtung fühlt man sich besser und fitter.

Wem das alles jedoch zu viel ist, der kann sich vor allem bei den Mahlzeiten an das abgebildete Tellermodell halten:

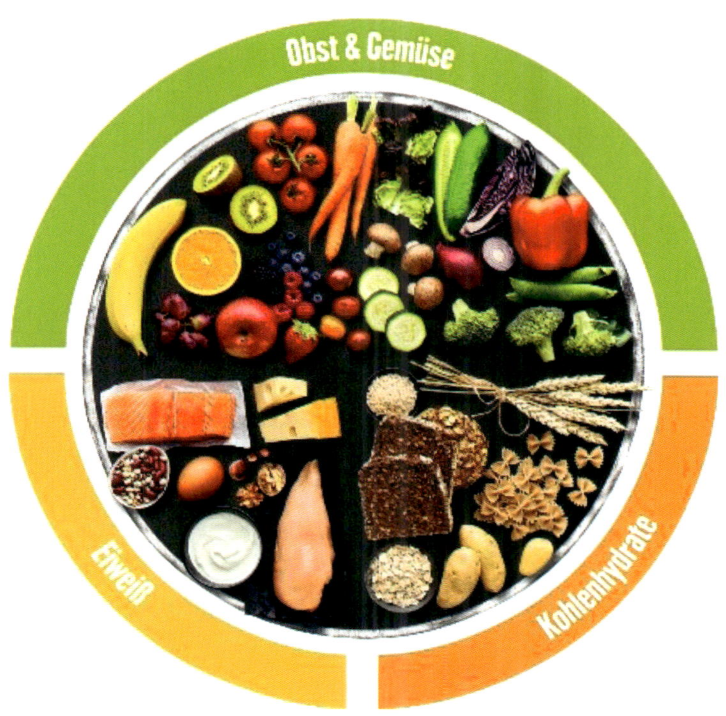

Vitamine und Mineralstoffe im Fokus – klein, aber oho!

Um diesen Absatz etwas besser verstehen zu können, schauen wir uns zunächst an, was wir sonst noch mit dem Essen zu uns nehmen. Die drei energieliefernden Nährstoffe Kohlenhydrate, Fett und Eiweiß sind bereits geläufig. Sie werden auch als Makronährstoffe bezeichnet, da sie etwas größer sind und den Hauptbestandteil unserer Nahrung ausmachen. Neben diesen Bausteinen nehmen wir mit unserer täglichen Nahrung noch viele weitere Stoffe auf, die etwas kleiner sind und vom Körper auch in kleineren Mengen benötigt werden und deshalb Mikronährstoffe genannt werden. Dazu zählen Vitamine (Vitamin C, Vitamin B12, Vitamin E, usw.), Mengenelemente (Calcium, Magnesium, usw.) und Spurenelemente (Eisen, Jod, Zink, usw.) sowie sekundäre Pflanzenstoffe. Diese Mikronährstoffe liefern unserem Körper zwar nicht direkt Energie, sind aber trotzdem wichtige kleine Helferlein und können auch als Superhelden unseres Energiehaushaltes beschrieben werden.

Wie uns bereits bekannt ist, ist unser Körper im Grunde eine sehr komplexe Hochleistungs-Maschine, die die Wissenschaft bis heute nicht ganz durchschaut hat. Ein Teil davon ist unser Energie-Stoffwechsel und der würde ohne die Mikronährstoffe als Helferlein nicht funktionieren. Das kann man sich in etwa wie eine Fabrik vorstellen. Die Fabrik sind die Zellen mit den Mitochondrien. In dieser Fabrik, die rund um die Uhr arbeitet, werden die Makronährstoffe Kohlenhydrate, Fett und Eiweiß wie am Fließband verarbeitet. Die Fließbandarbeiter und somit die Helferlein der Fabrik sind bei diesem Beispiel die Mikronährstoffe, also die Vitamine und Mineralstoffe. Sie spielen eine entscheidende Rolle dabei, wie unser Körper die Energie produziert und anschließend auch nutzt. Sind zu wenige Mikronährstoffe da, kann der ganze Prozess nicht optimal ablaufen und wir fühlen uns müde und abgeschlagen.

Ohne arbeitende Hände steht die beste Fabrik still, auch wenn sonst alles da wäre.

In der Europäischen Union (EU) wurde eine Datenbank entwickelt für nährwert- und gesundheitsbezogene Angaben für verschiedene Lebensmittel und Nährstoffe. Dort wird zum Beispiel überprüft, ob Aussagen, wie »Vitamin C unterstützt das Immunsystem« korrekt und nach aktuellem wissenschaftlichem Stand auch hinterlegt sind. Diese Angaben wurden von der Europäischen Behörde für Lebensmittelsicherheit (EFSA) überprüft und entweder genehmigt oder nicht genehmigt. Das bedeutet, dass man nicht einfach etwas erfinden und behaupten darf und irgendwelchen Lebensmitteln oder Vitaminen eine Rolle zusprechen darf, die gar nicht stimmt. Für den Zusammenhang mit der Reduktion von Müdigkeit und auch Erschöpfung wurden mehrere Nährstoffe untersucht. In Summe gibt es neun Mikronährstoffe, die nachweislich für unser Energielevel gut sind. Diese werden nachfolgend genauer betrachtet.

Ein wichtiges Vitamin ist hier das **Vitamin B12**. Dieses Vitamin spielt eine besondere Rolle bei der Produktion der roten Blutkörperchen und diese wiederum sorgen dafür, dass jede Zelle unseres Körpers mit ausreichend Sauerstoff versorgt wird. Ist zu wenig Vitamin B12 im Körper vorhanden, kann sich das darin äußern, dass man sich schnell müde und schlapp fühlt. Aus welchen Lebensmitteln bekommt unser Körper denn nun das so wichtige Vitamin B12? Vitamin B12 kommt hauptsächlich in Produkten tierischer Herkunft vor, das heißt in Milchprodukten, Eiern, Fleisch und Fisch. Bei einer ausgewogenen Mischkost, also einer Kost, bei der alle Lebensmittelgruppen vorkommen, sollte die notwendige Menge an Vitamin B12 im Regelfall ohne Probleme gedeckt werden. Eine kleine Tasse Milch enthält die Hälfte des benötigten Bedarfes, ein Ei ein Viertel und mit einem kleinen Lachsfilet nimmt man bereits die doppelte Menge auf, die man benötigen würde. Komplizierter wird es da schon bei einer vegetarischen und besonders bei einer veganen Kost. Hier sind vor allem angereicherte Lebensmittel eine gute Quelle, da pflanzliche Lebensmittel kaum oder gar kein Vitamin B12 enthalten.

Ein weiterer wichtiger Mikronährstoff ist das **Eisen**. Man kennt doch immer mindestens eine Person, die unter Eisenmangel leidet und sich dann über Symptome wie Müdigkeit, Blässe und Schwäche beschwert. Besonders Frauen leiden häufiger unter einem Eisenmangel, da mit dem Ausscheiden der Regelblutung auch Eisen verlorengeht. Dabei ist Eisen wie Vitamin B12 ein entscheidender Faktor bei der Produktion von roten Blutkörperchen und somit dem Transport von Sauerstoff in unserem Körper. Eisen aus tierischen Lebensmitteln, vor allem aus rotem Fleisch, Geflügel und auch Fisch, wird von unserem Körper sehr viel besser aufgenommen als aus pflanzlichen Quellen. Pflanzliche Lebensmittel mit viel Eisen sind zum Beispiel Nüsse, Samen und Hülsenfrüchte wie Bohnen, Linsen oder Erbsen. Auch der berühmt berüchtigte Spinat enthält einigermaßen viel Eisen. Popeye hatte also nicht ganz unrecht mit seinem Spinat als Wundermittel für seine Power. Es ist für Veganer oder Vegetarier nicht unmöglich, den notwendigen Bedarf an Eisen zu decken. Ein heißer Tipp ist hier vor allem die richtige Kombination der Lebensmittel. Eisen wird von unserem Körper sehr viel besser aufgenommen und verwertet, wenn wir es in Kombination mit Vitamin C aufnehmen. Vitamin C kommt viel in Obst, vor allem Beeren und Zitrusfrüchten, und Gemüse, wie etwa der Paprika, vor. Ein köstliches Gericht mit der entsprechenden Kombination kann zum Beispiel ein Linseneintopf mit Paprika sein oder als Frühstück ein Haferbrei mit Beeren.

Auch **Vitamin C** selbst kann Müdigkeit und Erschöpfung reduzieren, indem es hilft, die energiebringenden Nährstoffe wie Kohlenhydrate und Fette umzuwandeln. Vitamin C ist vor allem in Obst und Gemüse zu finden, besonders in Zitrusfrüchten, Beeren, Kiwis, Paprika und Brokkoli. Werden täglich die empfohlenen fünf Portionen Obst und Gemüse gegessen, kann hierdurch der Bedarf gedeckt werden. Zusätzlich werden noch andere wichtige Vitamine aufgenommen.

Außerdem ist vor allem in Gemüse **Folat** enthalten, eines der B-Vitamine, welches nachweislich eine Rolle spielt bei unserem Energiehaushalt. Wer sich reich an Folat ernähren möchte, sollte vor allem grünes Gemüse in den Speiseplan integrieren. Dazu gehören Spinat, Salate, Grünkohl und Bohnen. Die guten Gründe, ausreichend Gemüse und Obst zu essen, hören also nicht auf.

Auch andere B-Vitamine, etwa **Vitamin B2 (Riboflavin)**, **Vitamin B3 (Niacin)**, **Vitamin B5 (Pantothensäure)** und **Vitamin B6** unterstützen nachweislich die Energieproduktion. Das Gute an den B-Vitaminen ist, dass sie in fast allen Lebensmitteln mehr oder weniger vorkommen. Sie befinden sich hauptsächlich in tierischen Produkten, aber auch Vollkornprodukte, Hülsenfrüchte, Pilze und Obst und Gemüse enthalten diese Gruppe an Vitaminen. Ein Mangel an diesen Vitaminen ist also selten, kann aber bei einer sehr eintönigen Ernährung durchaus vorkommen.

Ein weiterer wichtiger Mineralstoff für unsere Power ist das **Magnesium**. Nicht umsonst nehmen es viele Athleten und Athletinnen ein. Es unterstützt den Energiehaushalt, da es dabei hilft, die Nährstoffe umzuwandeln. Außerdem spielt es auch eine Rolle bei der Übertragung von Nervenimpulsen und bei der Kontraktion der Muskeln. Bei einem Mangel an Magnesium kommt es daher öfter zu Muskelkrämpfen. Man kann seinen Bedarf decken über Nüsse und Samen, Vollkornprodukte, Gemüse oder auch magnesiumhaltige Mineralwässer. Besonders Nüsse bieten sich als guter Snack für zwischendurch im Büro, bei Ausflügen oder in der Schule an.

Nicht immer kann man Müdigkeit auf einen Mangel an Vitaminen und Mineralstoffe zurückführen, aber bei konstanter Abgeschlagenheit und Müdigkeit trotz gutem Schlaf lohnt es sich, diese Werte bei einem Blutbild genauer anzuschauen. Man sollte mit ärztlichen Fachkräften oder ausgebildeten Ernährungsfachkräften darüber sprechen, um sicherzustellen, dass man alle wichtigen Nährstoffe bekommt, die der Körper benötigt, um sein Energielevel steigern zu können. Erst wenn ein Problem erkannt wird, kann es auch behoben werden. Es lohnt sich also nicht, sich selbst zu therapieren, indem man x-beliebige Nahrungsergänzungsmittel nimmt, die zumeist noch ziemlich aufs Portemonnaie schlagen, wenn man überhaupt nicht weiß, ob man sie benötigt.

Fit durch Bewegung

Natürlich ist Bewegung wichtig – Sport und Alltagsbewegung rauben aber keine Energie, sondern bringen für uns und unseren Körper einen Energieschub. Jeder kennt das Gefühl, wenn man müde und schlapp ist und einfach keine Energie mehr aufbringen kann. Dann fällt einem jede noch so kleine Sache schwer und für mehr Bewegung hat man schon mal gar keinen Kopf und keine Lust. Oftmals ist aber genau das ein Zeichen dafür, dass einem die Bewegung und der Sport im Alltag fehlen. Optimal ist es, jeden Tag 8.000 bis 10.000 Schritte zu gehen und natürlich sind auch 0,5 bis 1,0 Stunden Ausdauer- und Kraftsport jeden zweiten Tag optimal. Für Körper, Seele und Geist. Nur in einem gesunden Körper steckt auch ein gesunder Geist …

Aber wie kann mehr Sport bitte zu mehr Energie führen? Meistens heißt es ja, dass beim Sport Energie verbrannt oder verbraucht wird. Das stimmt auch in gewissem Maße. Wenn wir Sport treiben, verbrauchen unsere Muskeln Energie, die wir zuvor aus den energieliefernden Nährstoffen Kohlenhydrate, Fett und Eiweiß erhalten haben. Für die Energieumwandlung selbst ist unser Stoffwechsel zuständig. Durch regelmäßigen Sport, vor allem im Kraft- und Ausdauerbereich, trainieren wir nicht nur unsere Muskeln, sondern zusätzlich auch unseren Stoffwechsel. Dadurch können die Nährstoffe besser in Energie umgewandelt werden und dem Körper steht folglich auch mehr Energie zur Verfügung. Der ganze Prozess der Energiegewinnung wird also durch körperliche Bewegung optimiert.

Mehr Sport und Bewegung im Alltag führen nicht nur zu einem besseren Stoffwechsel und mehr Energie, sondern macht zusätzlich auch noch glücklich. Nach einer Sporteinheit fühlt man sich zwar meistens kurzfristig erschöpft, zugleich aber auch richtig gut und so, als ob man alles schaffen könnte und die Welt einem zu Füßen liegt. Das liegt daran, dass beim Sport Glückshormone, die sogenannten Endorphine, ausgeschüttet werden. Das Schöne daran ist, dass diese Glückshormone nicht nur während der Sporteinheit im Körper freigesetzt werden, sondern noch Stunden später. Deshalb fühlt man sich nach dem Sport auch sehr ausgeglichen, glücklich und entspannt. Das hilft einem natürlich enorm, den sonst so stressigen Alltag mit etwas mehr Leichtigkeit anzupacken.

Wenn man sich also gestresst, ängstlich oder einfach nur etwas niedergeschlagen fühlt, kann es sich durchaus lohnen, mal zu den Laufschuhen zu greifen, eine Runde schwimmen zu gehen oder eine längere Runde mit dem Hund spazieren zu gehen. Damit wird der Stoffwechsel angekurbelt und man erhält eine schöne Ladung Glückshormone. Körper und Geist werden es einem danken, indem man sich fitter, wacher und ausgeglichener fühlt. Bereits die Menschen im antiken Rom wussten das und haben die Redewendung »mens/anima sana in corpore sano« eingeführt, was so viel wie »ein gesunder Geist in einem gesunden Körper« bedeutet. Kleiner Fun-Fact zwischendurch: von diesem Sprichwort lässt sich auch der Name der Sportfirma *»ASICS«* ableiten, da es die Abkürzung davon ist.

Natürlich muss nicht jeder sich jetzt sofort zum nächsten Marathon oder gar Ironman anmelden. Gemeint ist einfach, dass man von Sport und Bewegung im Alltag profitieren kann. Man muss nicht jeden Tag zwei Stunden im Fitnessstudio verbringen, manchmal ist ein Spaziergang in der Frühe schon ausreichend. Vielleicht gibt es eine Sportart, die man in der Jugend sehr gerne ausgeübt hat und mit den Jahren vernachlässigt und aufgegeben hat. Welchen Sport machen andere in der Familie oder im Freundes- und Bekanntenkreis? Vielleicht kann man ja dort reinschnuppern. Jede kleine Aktivität wie ein Spaziergang, Treppensteigen, ein kurzes Workout zu Hause in den eigenen iver Wänden, kann sich positiv auf unseren Körper und unsere Laune auswirken. Jeder kann von den positiven Effekten von Bewegung und Sport profitieren. Es macht jedoch wenig Sinn, sich jeden Tag zum Laufen zwingen zu müssen, wenn man noch nie gerne Laufen gegangen ist. Wichtig ist also, dass man auch Spaß an der ganzen Sache hat, denn nur so gelingt es einem, dranzubleiben und regelmäßig aktiv zu sein und von den Vorzügen eines aktiven Lebensstils zu profitieren.

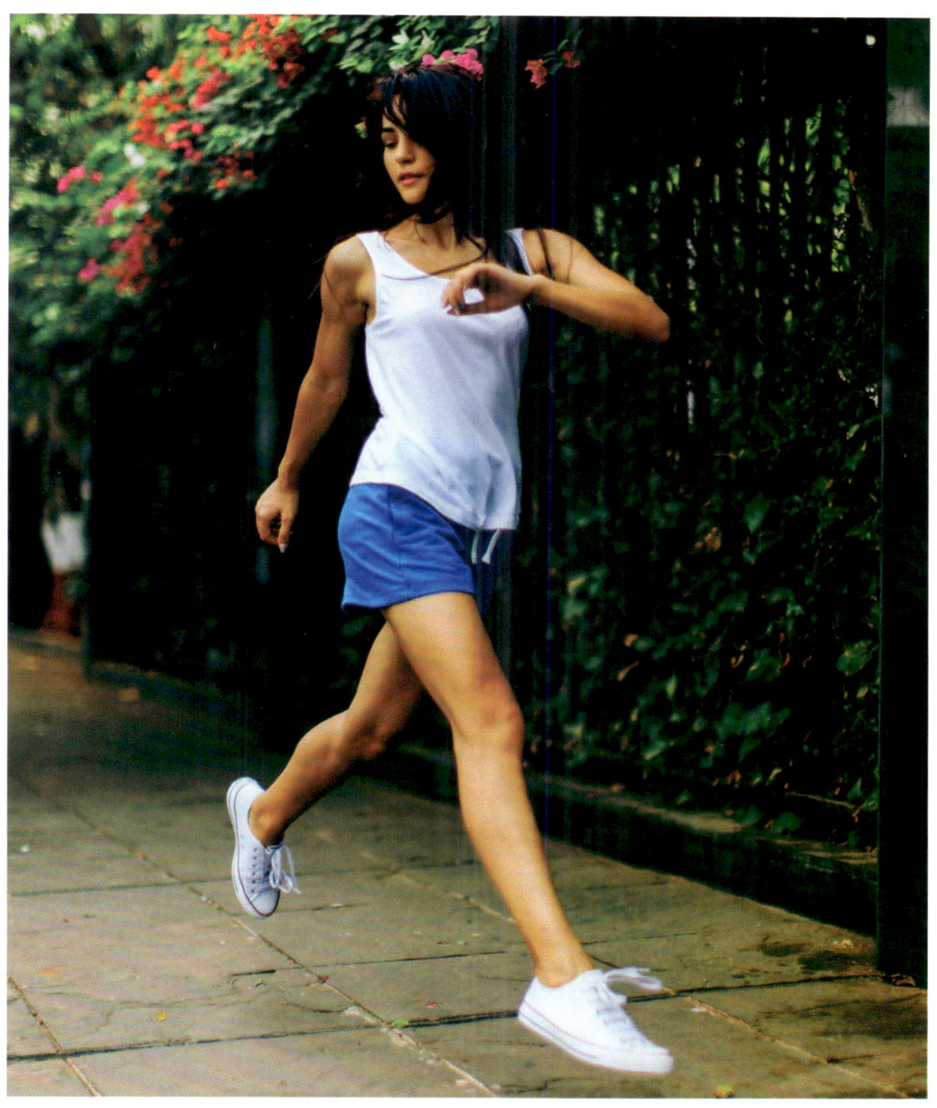

Ganz nach dem Motto Wer rastet, der rostet. In Bewegung bleiben!

Gelassener durch den Alltag

Stress raubt uns Energie und macht uns krank. Der Alltagsstress hat einen wieder eingeholt und man sehnt sich nichts mehr herbei als das Wochenende, um endlich wieder etwas aufatmen und hoffentlich entspannen zu können. Jeder hat seine ganz eigenen persönlichen Stressoren im Alltag – bei manchen ist es die Arbeit oder der Haushalt, der sich schon wieder aufgestaut hat, eine gewisse finanzielle Lage oder sonstige Probleme innerhalb der Familie oder mit Freunden. Aber was genau passiert in unserem Körper, wenn wir Stress empfinden, und welche Auswirkungen hat das auf unser Energielevel?

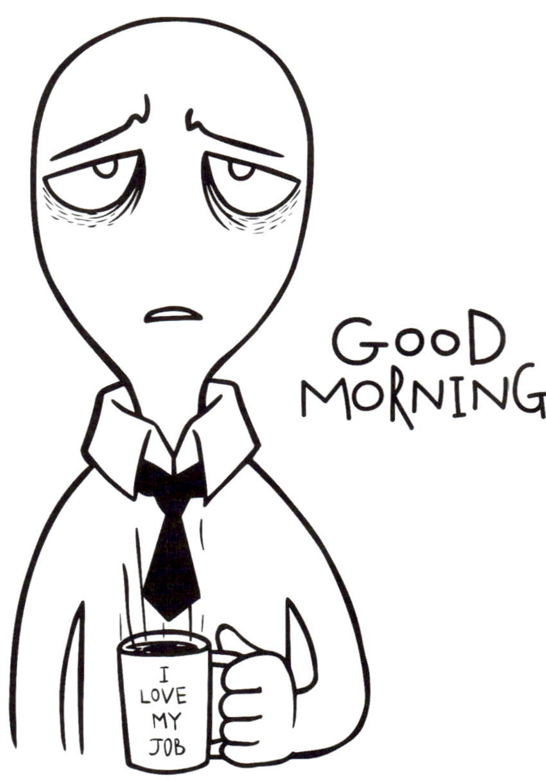

So bitte nicht!

Beim Sport werden ja die sogenannten Glückshormone ausgeschüttet. Bei Anspannung werden Stresshormone ausgeschüttet, wie etwa das Cortisol, um mit bestimmten Situationen besser umgehen zu können. Auch das macht evolutionstechnisch Sinn, denn Cortisol erhöht beispielsweise unseren Blutzucker und macht Energie schneller verfügbar. Das war früher sicher hilfreich, um schnell vor wilden Tieren flüchten zu können, vor denen man sich gefürchtet hat und die einen in gewissem Maße Stress gemacht haben. Ständige Angst und andauernder Stress können allerdings schnell zu einem Energiemangel führen und wir fühlen uns ausgelaugt. Stress wirkt sich zudem auf unseren Schlaf aus, der so wichtig ist, um ausgeruht und fit in einen neuen Tag starten zu können. Vielen geht es so, dass bei Stress vieles in den Hintergrund gerückt wird, auch eine vielseitige und gesundheitsförderliche Ernährung, durch die wir die Bausteine für unsere Energie erhalten. Und für Sport hat man schon mal gar keinen Kopf.

Stress geht auch an unserem Gehirn nicht spurlos vorbei. Meistens hat man Stress, da sehr viele Dinge gleichzeitig in unserem Leben passieren, die wir kaum alle zur selben Zeit unterbringen können. Durch dieses Multi-Tasking, also das gleichzeitige Erledigen von mehreren Aufgaben, überlasten wir auf Dauer unser Gehirn. Auch die Ablenkungen durch die sozialen Medien oder modernen Technologien belasten unseren Kopf. Es ist also wichtig, sich und seinen Gedanken eine kleine Auszeit zu gönnen, damit das ganze System nicht überhitzt. Wie also gelingt es uns, den Stress zu minimieren? Der erste wichtige Punkt ist, dass wir die Stressoren, also die Faktoren, die Stress auslösen, identifizieren. Der nächste Schritt wäre, diese Stressoren zu reduzieren. Das ist allerdings leichter gesagt als getan. Bereitet uns die Arbeit Stress, können wir nicht einfach so kündigen und weg ist der Stress. Dann fangen wahrscheinlich früher oder später die finanziellen Probleme an und werden zum neuen Stressor. Es müssen also Wege und Möglichkeiten her, um mit den Stress-Faktoren richtig umgehen zu können. Da gibt es viele Optionen, zum Beispiel eine tägliche machbare To-Do-Liste oder man setzt sich gezielt Prioritäten und gesteht sich ein, dass nicht immer alles sofort geht. Aufgaben können neu delegiert werden oder man holt sich zusätzliche Hilfe. Wichtig ist auf alle Fälle das Einplanen von Zeitfenstern für Pausen und Entspannungen.

Jeder sollte sich auch ausreichend Zeit für sich selbst nehmen, sei es eine kurze Meditation, Atemübungen, Yoga, ein gutes Buch oder einfach mal faul in der Hängematte im Garten liegen. Unser Handy laden wir fast täglich auf, damit es wieder genug Power hat. Warum also nicht auch unseren Körper aufladen?

Kleine Zellen für viel Energie und Power

Eine Substanz, die uns mehr Power geben kann, ist Hefe. »Hefe?«, werden jetzt viele fragen. Aber es ist tatsächlich so: In jeder Hefezelle stekken Energie und Power. Sie sind praktisch genauso aufgebaut wie die Zellen des menschlichen Körpers. Obwohl Hefezellen und menschliche Zellen winzig sind, stecken sie voller Lebenskraft.

Wenn wir uns müde und antriebslos fühlen, stimmt etwas in unserem Körper nicht. Unsere Zellen haben nicht genug Energie. Ein Benzinmotor könnte ohne Benzin auch kein Auto antreiben. Genauso brauchen unsere Zellen bestimmte Nährstoffe. Aber ein Benzinmotor braucht nicht nur Benzin und unsere Körperzellen brauchen auch mehr als Blutzucker (Traubenzucker im Blut). Wenn ein Motor nicht richtig zusammengebaut ist, funktioniert er nicht. Das gleiche trifft auch zu, wenn er nicht richtig geölt wird. Diese beiden Phänomene lassen sich auf unsere Zellen übertragen. Es braucht mehr als Blutzucker. Es braucht auch Hormone wie Insulin und bestimmte Enzyme, damit alles funktioniert, und andererseits müssen die winzigen Organe in unseren Zellen optimal aufgebaut und ernährt sein. Nur dann haben wir viel Energie, Power, fühlen uns wohl, aktiv und stark. Hefepilze sind die kleinsten Pilze der Welt. Hefepilze heißen wissenschaftlich Saccharomyces. Dieses Fremdwort lässt sich einfach übersetzen: **Saccharon: Zucker** und **Mykes: Pilz**

Aus der Saccharomyces Gruppe stammen beispielsweise die Bierhefe und die Backhefe. Hefezellen bestehen nur aus einer Zelle. In Hefezellen laufen praktisch dieselben Prozesse ab wie in menschlichen Zellen. Dazu kommt noch, dass die Gene der Hefe denen der Menschen ziemlich ähnlich sind. Und auch die Hefe-Proteine sind fast so aufgebaut, wie das Protein in unserem Körper. Die medizinische Wissenschaft nutzt vor diesen Hintergründen Hefezellen als Modelorganismus. Mit den Hefezellen findet Gen- und Krebsforschung statt, und die Alterung wird untersucht.

Wussten Sie, dass das Wort Enzym aus dem Griechischen stammt und »aus der Hefe« bedeutet? Der Grund: Jede Hefezelle enthält eine Vielzahl an Enzymen, übrigens die gleichen, die wir auch in der menschlichen Zelle finden, von Verdauungsenzymen über Stoffwechselenzyme bis hin zu Entgiftungsenzymen.

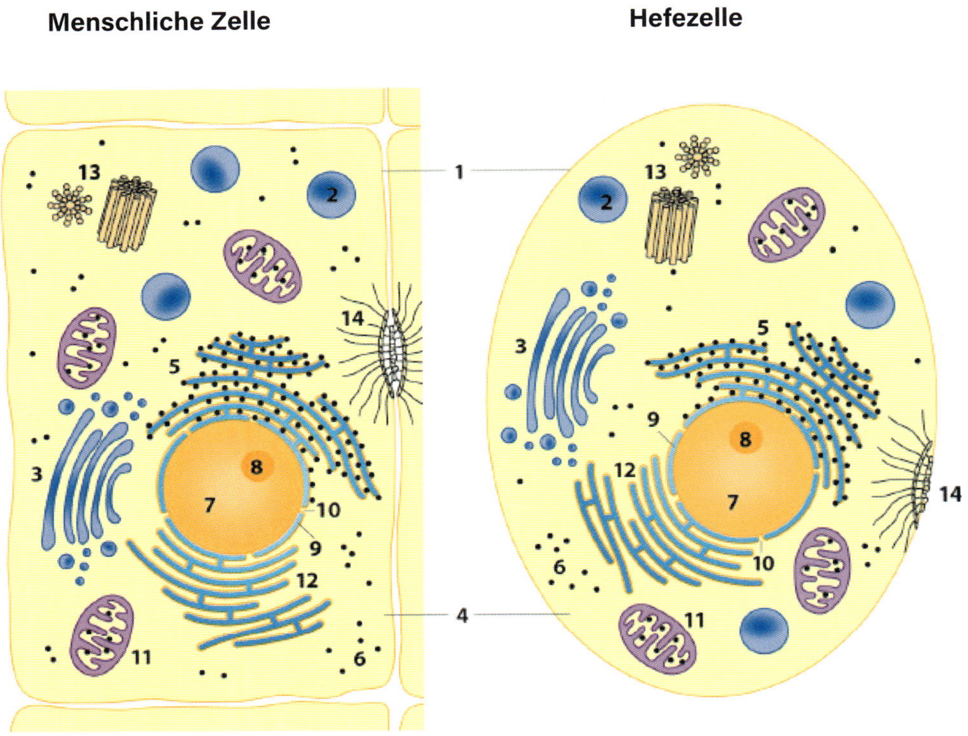

Menschliche Zelle **Hefezelle**

1. Zellmembran
2. Lysosom
3. Dictyosom
4. Cytoplasma
5. ER mit Ribosomen
6. Freie Ribosomen
7. Zellkern
8. Nucleolus
9. Kernhülle
10. Kernpore
11. Mitochondrium mit Ribosomen
12. ER ohne Ribosomen
13. Centriol
14. Desmosom

Hefezellen sind vielseitige und sehr aktive Organismen. Dem 1964 mit dem Nobelpreis für Medizin ausgezeichnetem Wissenschaftler Prof. Dr. Feodor Lynen gelang es, aus Hefezellen Coenzym A zu isolieren. Ohne diese Substanz ist in Zellen kein Stoffwechsel möglich.

Hefezellen wachsen, ernähren sich, teilen sich und bilden Sprossen. Das letztgenannte tun unsere Zellen nicht. Aber auch unsere Zellen wachsen, ernähren und teilen sich schließlich. Alles erneuert sich ständig. Unablässig. Nur so ist Leben möglich.

Die Nutzung der Hefe in der Medizin hat eine jahrtausendealte Tradition. Wussten Sie, dass Hefe das älteste Heilmittel der Welt ist? Schon im Papyrus Ebers – den ältesten medizinischen Schriften der Welt, die schon fast 3600 Jahre alt sind, wurde Hefe als Heilmittel empfohlen. Die Schriftrollen wurden von Georg Ebers im ägyptischen Theben entdeckt.

Der griechische Arzt Hippokrates setzte auf Hefe als Therapeutikum gegen Durchfall. Und der berühmte Arzt des sechzehnten Jahrhunderts, Paracelsus, hat Hefe als »göttliche Medizin« angepriesen. Die heilkundige Äbtissin Hildegard von Bingen hat ihren Patienten hefehaltige Getränke als Kur bei verschiedenen Krankheiten verordnet. Hefe ist also für den Menschen gesund. Sie enthält ein Füllhorn an Nähr- und Wirkstoffen.

Mediziner und Ernährungsexperten empfehlen Hefepräparate ...

- zur Behebung von Vitamin-Mangel-Zuständen, zur Versorgung mit Mineralien (Mengen- und Spurenelemente) und Vitaminen wie Eisen und dem B-Vitamin Folsäure,
- als Stärkungsmittel zur Genesung und Wiederherstellung der Leistungskraft nach Krankheiten,
- als Mittel gegen vorzeitiges Altern,
- als Probiotikum für eine optimale Darmflora und
- zur Unterstützung der Entgiftung von überschüssigen freien Radikalen.

Und Hefe kann noch mehr. Sie liefert verdauungsförderliche Enzyme wie Laktase, die die Laktose – den Milchzucker – spaltet. Und dazu noch weitere Enzyme, die uns bei der Verdauung helfen. Zudem können sie Durchfall, der häufig durch die Darmflora-zerstörende Wirkung von Antibiotika begründet ist, vorbeugen. Und wie alle Probiotika fördert auch Hefe die Abwehrkraft des Körpers.

Lebenselixier Enzym-Hefezellen

Besonders wertvoll sind Enzym-Hefezellen. Sie entstehen bei einem speziellen Herstellungsverfahren, der Sauerstoff-Enzym-Fermentation, die von Siegfried Wolz, einem Mitarbeiter des Nobelpreisträgers Feodor Lynen entwickelt wurde. In diesem speziellen mehrtägigen Fermentationsprozess wird die Hefezelle mit all den Mikronährstoffen gefüttert, die auch von der menschlichen Zelle benötigt werden. Nach dieser Fermentation sind die Hefezellen nicht nur gefüllt mit hoch bioverfügbaren Mikronährstoffen. Weil die Temperatur während der Fermentation unter 32 Grad Celsius bleibt und die Hefezellen mit Sauerstoff versorgt werden, enthalten sie auch noch alle Enzyme der Hefe in bioaktiver Form, die für unseren Körper so wertvoll sind. Die Hefe wird hier also weder getrocknet noch erhitzt und bleibt in Form der Enzym-Hefezellen aktiv und lebendig. Das ist gut für Sie, macht Sie aktiv und fördert Ihr Wohlbefinden! Und das *ihr* müsste hier gleichermaßen groß- und kleingeschrieben werden, denn den Hefezellen geht es gut und bei Ihnen fördert es das Wohlbefinden und bringt Energie und Power in Ihren Körper und Ihr Leben. Die wichtige Wirkung und die Hochwertigkeit von frischen und aktiven Enzym-Hefezellen lassen sich leicht verstehen, wenn man weiß, dass sie viele wertvolle Stoffe enthält:

- 14 Mineralstoffe wie Selen, Zink und Chrom
- 20 Aminosäuren (Eiweißbausteine) wie Cystein, Arginin und Methionin
- 12 Vitamine wie B1, B2, B6, B12, Biotin, Folsäure, Niacin, Pantothensäure, Pro-Vitamin A (ß-Carotin), E und Provitamin D2
- Enzyme und Co-Enzyme wie NADH und Cytochromoxoidase
- Immunstimulanzien wie ß-Glukane und Mannnane
- Weitere vitalitätsfördernde Inhaltsstoffe wie Glutathion, Cholin, Nucleotide und Q10

Diese Fülle an Nähr- und Wirkstoffen macht die Enzym-Hefezellen so wertvoll für Sie und Ihre Gesundheit. Sie stellen eine optimale Mitochondriennahrung dar. Die Zellen Ihres Körpers werden durch Enzym-Hefezellen optimal versorgt. Enzym-Hefezellen sind wichtig für die Zellatmung in den Zellkraftwerken (Mitochondrien), den Energiestoffwechsel, den Zellschutz, die Regeneration und die körperliche Leistungsfähigkeit, Entgiftung und Stärkung des Immunsystems und die Vorbeugung von vorzeitigem Altern. Übrigens hat eine aktuelle wissenschaftliche Studie gezeigt, dass Patienten, die nach einer COVID-19-Erkrankung über vier Wochen Enzym-Hefezellen eingenommen hatten, schneller regenerierten und deutlich weniger Probleme mit der Müdigkeit hatten als die Patienten der Vergleichsgruppe.

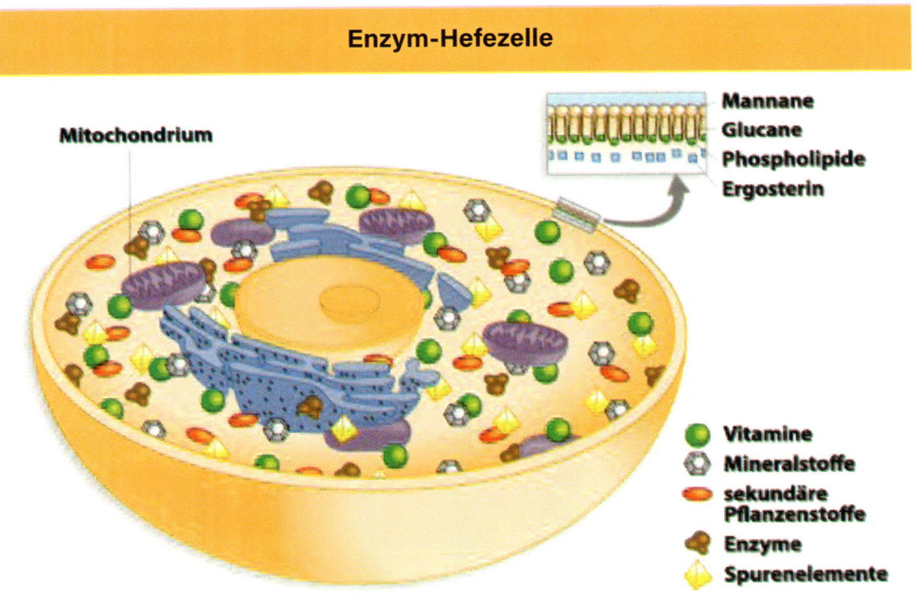

Sauerstoff-Enzym-Fermentation

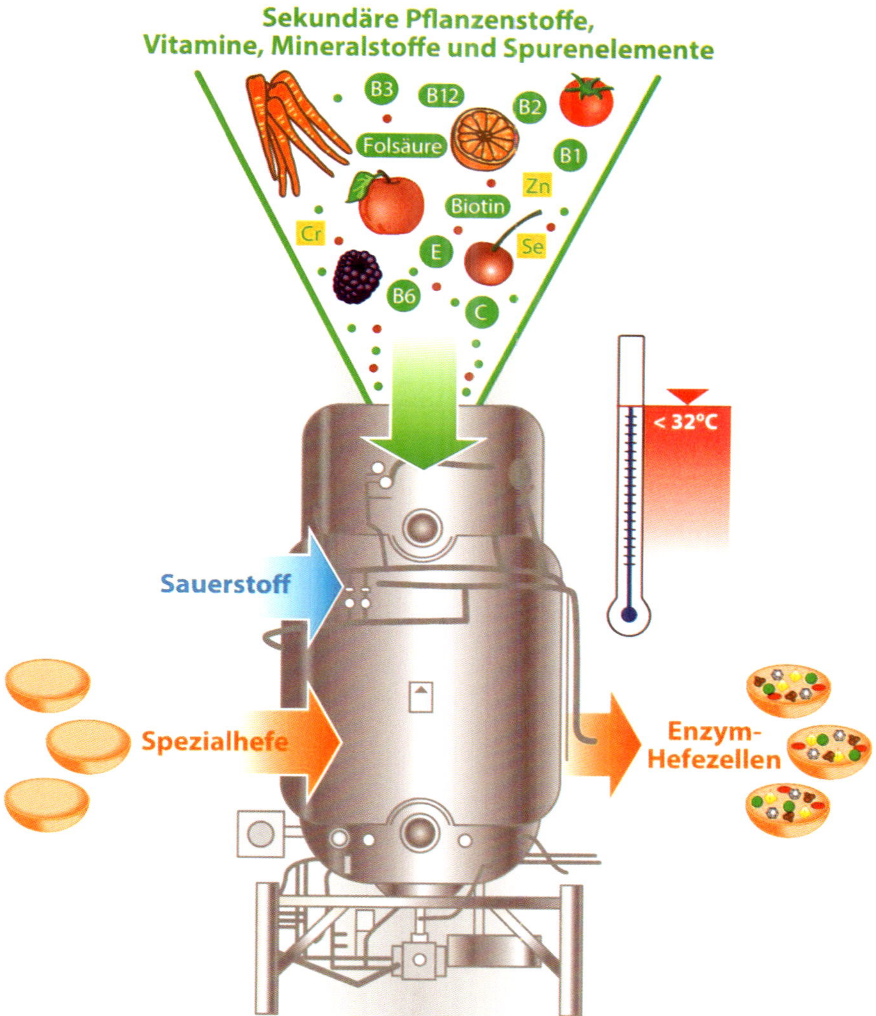

In vielen Studien und Untersuchungen konnten Wissenschaftler zeigen, dass Enzym-Hefezellen sehr positiv für Gesundheit, Wohlbefinden und Aktivität sind.

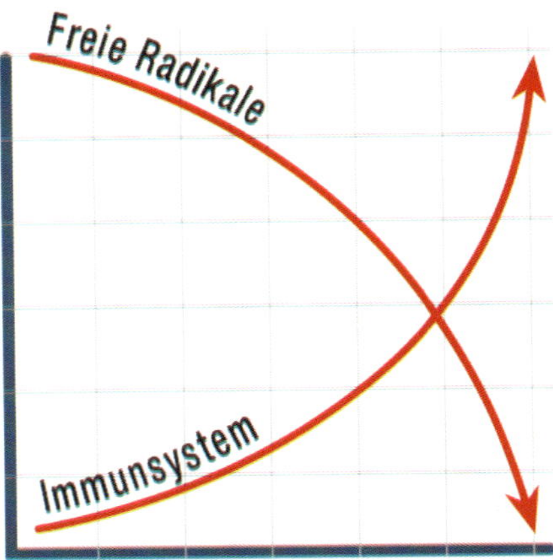

Universität Freiburg, Prof. Dr. A. Berg: Stärkung des Immunsystems und Reduzierung von oxidativem Stress

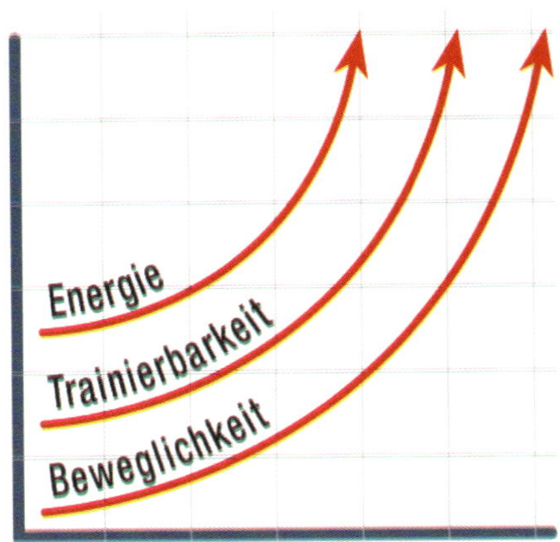

Hamburger Hochschule für angewandte Wissenschaft: Mehr Energie und Beweglichkeit

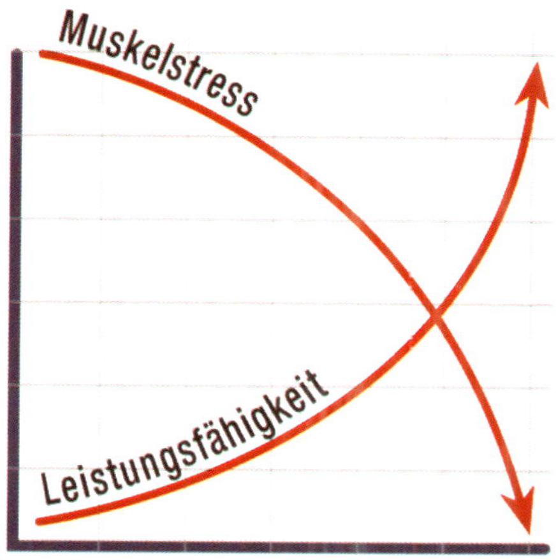

Universität Vallodolid, Spanien, Dr. Pablo Pereda Gonzalez: Verringerung von muskulärem Stress

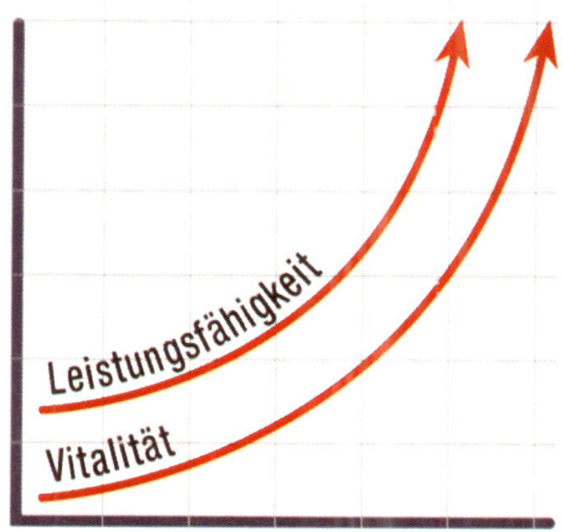

Universität Hamburg: Verbesserung der Leistungsfähigkeit

Fermentierte Lebensmittel sind wertvoll für den Menschen

Enzym-Hefezellen sind ein fermentiertes Lebensmittel genauso wie Joghurt, Sauerkraut und Kefir. Solche Probiotika sind gesund und bringen uns Energie. Aber warum eigentlich? Probiotika sind heute in aller Munde und jeder weiß, dass der Darm und seine Flora viel Charme haben können. Die Darmflora ist das zweite Gehirn des menschlichen Körpers. Vor diesem Hintergrund sind fermentierte Lebensmittel immer beliebter und das ist gut für unsere Gesundheit. Enzym-Hefezellen sind in den Präparaten der Zell-Oxygen-Linie enthalten, die Sie in der Apotheke oder dem Reformhaus rezeptfrei erhalten können.

Millionen Menschen in Deutschland nehmen am heutigen Tag Antibiotika. In vielen Fällen werden Arzneimittel ohne Sinn und Verstand verschrieben. Antibiotika können gegen bestimmte Bakterien, die Krankheiten auslösen, wirken. Im Jahr 2020 verschrieben Mediziner in Deutschland 127 Millionen Einzel-Tages-Dosen davon. Das ist sicher viel zu viel. Es darf nicht vergessen werden, dass Antibiotika unsere Darmflora zerstören. Das führt zu Durchfall und macht unseren Darm löcherig und uns krank, dick, depressiv und müde. Eine gesunde Darmflora ist extrem wichtig für uns. Probiotika fördern die gesunde Darmflora und das macht uns abwehrstark und energiegeladen.

Fermentierte Lebensmittel

- Joghurt: Milchsäurebakterien
- Kefir und Ayran: Milchsäurebakterien und Hefen
- Kwaß oder Brottrunk: Milchsäurebakterien und Hefen
- Bier: Hefen
- Wein: Hefen
- Sake: Hefen

- Miso: Fadenpilze und Hefen
- Tofu: Fadenpilze
- Sojasoße: Fadenpilze und Hefen
- Kombucha: Hefen und Teepilze
- Sauerkraut: Milchsäurebakterien
- Milchsauer eingelegtes Gemüse (Mixed Pickles, saure Gurken): Milchsäurebakterien und Hefen
- Kimchi: Milchsäurebakterien und Hefen
- Sauerteig-Brot: Milchsäurebakterien und Hefe
- Essig: Essigsäurebakterien
- Enzym-Hefezellen: Hefen

Enzym-Hefezellen sind ebenfalls probiotisch. Sie trainieren unser Immunsystem. Unser Körper kann also Krankheitserreger besser bekämpfen, wenn wir Enzym-Hefezellen aufnehmen. Die Darmflora braucht täglich Probiotika.

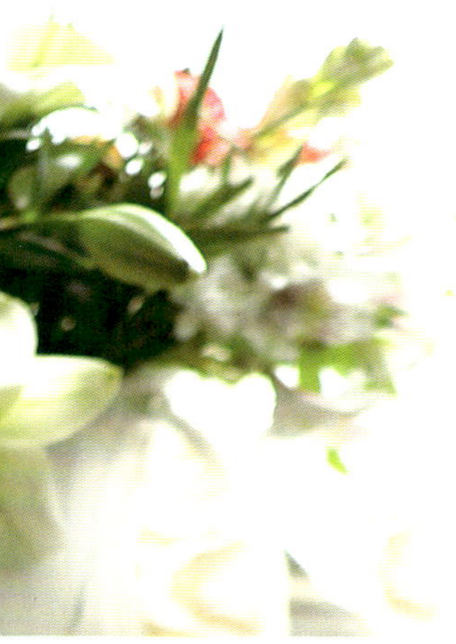

Schlaf hilft nicht, wenn deine Seele müde ist

Stress macht uns schwach, krank und dick – Entspannung energiegeladen, gesund und schlank

»Kümmere dich um deinen Körper. Es ist der einzige Ort, den du zum Leben hast.«

Jim Rohn

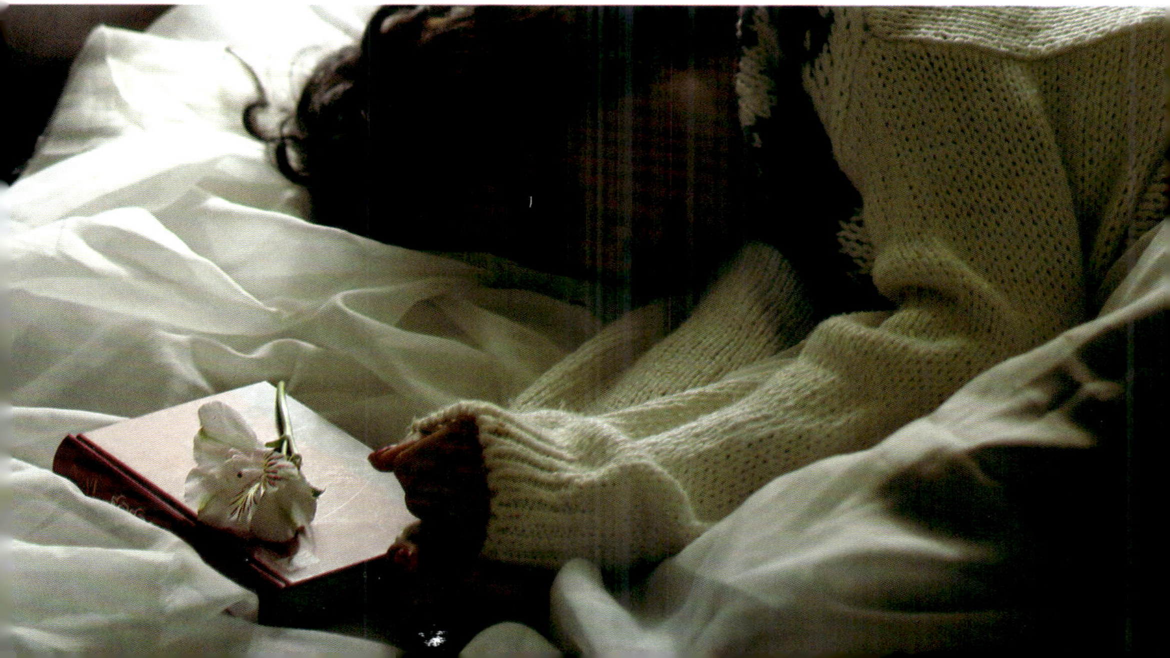

Voller Energie

Wer mehr Energie haben möchte, braucht nicht nur Bewegung, gesundheitsbewusste Ernährungsweise, Enzym-Hefezellen und Sauerstoff, sondern auch Entspannung, denn Stress raubt uns Energie und macht krank.

Nicht nur im Frühling, wenn viele von der sogenannten Frühjahrsmüdigkeit heimgesucht werden, schleppen wir uns müde durch den Tag. Das morgendliche Aufstehen fällt uns schwer, und nicht selten drücken wir mehrfach die Snooze-Taste, bis wir es auf den letzten Drücker endlich aus dem Bett schaffen und die Hetzerei des Morgens beginnt. Wirklich fit und ausgeschlafen fühlen wir uns selten. Und allenfalls aus der Werbung oder aus Filmen scheinen wir Menschen zu kennen, die fröhlich aus dem Bett hüpfen und frisch in den Tag starten.

Was ist da mit uns los? Wo ist unsere Energie? Was blockiert uns und was kann uns helfen?

Die meist offensichtlichste und tatsächlich auch am einfachsten beeinflussbare Ursache für unsere Energieflauten direkt vorneweg: Wenn wir Stress haben, sparen wir genau da, wo wir Energie herkriegen könnten: Am Schlaf und an Entspannung. Wir glauben, für beides keine Zeit zu haben. Und so geraten wir in einen Kreislauf aus Anstrengung, Erschöpfung und Stress. Ein Hamsterrad, aus dem uns nur der nächste Urlaub retten kann. Aber bis dahin ist es noch weit. Also was tun, um bereits im Alltag wieder mehr Energie zu haben?

Angestellte verbringen viel Zeit mit ihrer Arbeit – wenn man die Fahrzeiten noch hinzurechnet, wird ein Großteil der Tageszeit für die Arbeit aufgewendet. Dann stehen noch Aufgaben mit der Familie an, im Haushalt, vielleicht im Ehrenamt. Kurz: Die Frei-Zeiten sind begrenzt. Und nicht selten fehlt uns für die freie Zeit dann die Energie und die Kreativität, um sie sinnvoll zu nutzen, um sie wirklich zum bewussten und aktiven Aufladen der geistigen und körperlichen Akkus zu gebrauchen. Oft finden wir uns abends erschöpft auf dem Sofa wieder, meist laufen Fernseher und Smartphone gleichzeitig. Um wirklich Energie zu tanken, braucht es jedoch wesentlich mehr als bloß das Smartphone oder den Fernseher!

Auch andere Hobbys arten mehr und mehr in Leistungskampf aus – schließlich muss das Selfie vom Sport den allgemeinen Coolness-Kriterien entsprechen, die selbstgehäkelte Tasche aussehen wie maschinell erstellt und die dreistöckige Torte mindestens 50 Likes auf Social Media einbringen. All das ist immer weiter entfernt von Erholung, Energietanken oder gar Entspannung. Wir kriegen also auch in unserer freien Zeit den Kopf nicht aus. Unser innerer Scanner hat nie frei und scannt die Social Media-Tauglichkeit unserer Tätigkeiten. Leider schaffen wir es dann nicht mehr, unsere Energielöcher wieder gesund aufzufüllen. Wie das geht, schauen wir uns im Folgenden genauer an.

Wo sitzen die Energiediebe in unserem Alltag?

Einige der Energiediebe habe ich bereits kurz erwähnt, aber lassen Sie uns einen genaueren Blick auf sie werfen. Wenn wir die Stellen kennen, an und durch die wir Energie verlieren, können wir lernen, an den richtigen Schrauben zu drehen, um unseren Alltag wieder mit mehr Energie und Leichtigkeit zu erleben.

Einer der mächtigsten Energiediebe ist der Vergleich

Egal mit wem, womit und ob bewusst oder unbewusst wir uns vergleichen, es schadet immer grundsätzlich unserer Energiebilanz. Sind wir in einem Moment noch im Reinen mit uns, stürzen wir im nächsten in die Vergleichsfalle. Und Vergleiche lauern überall, viel mehr als noch vor 15 oder 20 Jahren. Wir kennen das vielleicht noch aus unseren Kindertagen, wenn wir stolz mit unserem Zeugnis oder dem Klassenarbeitsergebnis nach Hause kamen und dann so Kommentare fielen wie »deine Schwester war in Mathe aber besser« oder »das kannst du doch sicher besser«. Der Moment, in dem wir stolz und glücklich waren, war unmittelbar zerstört. Bestenfalls nur das. Sehr wahrscheinlich aber nahmen wir den Ärger und die Enttäuschung mit durch den ganzen Tag, schlimmstenfalls in unser Selbstbild. Und so geht es weiter. Irgendwann sind Vergleiche so normal und an der Tagesordnung, dass wir sie kaum mehr in Frage stellen. Doch vergessen Sie nicht: sie rauben Ihnen direkt Energie.

Sicher, ein Blick in die Social Media-Kanäle und auf Fotos von coolen Looks, luxuriösen Wohnungseinrichtungen oder traumhaften Stränden kann uns auch anspornen, unsere Ziele zu erreichen. Aber wenn wir abends nach einem langen Tag eh schon müde auf dem Sofa sitzen, oder uns schwierige Aufgaben bevorstehen, ist diese Reaktion eher unwahrscheinlich und ungeheuer schwierig. Wir kriegen das Gefühl, egal wie sehr wir uns auch abmühen und anstrengen, wir kommen doch nicht weiter. Anderen scheint es immer besser zu gehen, sie sind erfolgreicher, schneller, jünger, kreativer, schöner und vieles mehr. Und dieses Gefühl ist alles andere als aufbauend oder gar energiebringend. Aber die meisten von uns verbringen die meisten ihrer Feierabende genau damit: Mit dem Scrollen durch ihre Social Media-Feeds.

Diese Vergleiche hemmen uns und ersticken jede Kreativität und jeden Impuls, selbst aktiv zu werden, bereits im Keim. Wir fühlen uns dazu nicht in der Lage. Dieses Gefühl des Gelähmtseins raubt uns nicht nur die Lebensfreude, sondern auch die Energie. Noch bevor wir ein Projekt starten, winken wir ab und halten es nicht für vorzeigbar genug – sei es unser Klavierspiel, unsere Gedichte, unsere selbstgebackenen Plätzchen, die selbstrenovierte Wohnung oder auch einfach unsere Urlaubsfotos vom Harz. Stellen Sie sich vor, nur für einen kurzen Moment, es gäbe keine Social Media-Kanäle, in denen Sie Ihre Fotos einstellen könnten. Wie frei Sie dann wären! Sie könnten einfach lebendig sein, ohne innere Messlatte, ohne den inneren Kritiker, der Sie und dass, was Sie da tun, als tauglich für unzählige Likes und beneidende Kommentare einstuft oder nicht. Das befreit. Ja, auch ich nutze Social Media. Und auch ich liebe es, durch den News-Feed zu scrollen. Aber neben positiven Impulsen und Spaß kenne ich auch die negative Wirkung. Und wann immer ich spüre, dass meine Stimmung kippt und es mir nicht mehr guttut, lege ich das Handy beiseite. Außerdem habe ich eine große Portion Mut zur Unperfektion. Aber das war ein langer Weg bis dahin und nicht jeder Mensch bringt dieses dicke Fell automatisch mit. Und wenn unser Stresspegel im Alltag hoch ist und es turbulent und anstrengend zugeht, können wir diese notwendige innere Distanz oft nicht gut aufbringen.

Soziale Medien können uns inspirieren und informieren. Und sie können uns stressen und uns Energie rauben. Wir rennen Abend für Abend einem Scheinleben hinterher und können das Schöne und Gute in unserem eigenen Leben, unserem Alltag, nicht mehr oder nur noch schwierig sehen. Das ist kein energievolles Gefühl. Auch nicht, wenn Vergleiche vermeintlich zu unseren Gunsten ausfallen und wir »besser« wegkommen: Ganz ehrlich, wollen Sie das? Etwas Trauriges sehen, vielleicht Menschen oder Tiere, denen es schlecht geht? Um sich besser zu fühlen? Nein – auch das ist kein Energielieferant!

Stopp! Legen Sie heute Abend mal das Smartphone beiseite und lassen Sie den Fernseher aus. Stattdessen nehmen Sie sich ein Blatt Papier und einen Stift und schreiben Sie oben auf das Blatt »Ich bin so froh und dankbar, weil / dass«, und dann ergänzen Sie, worüber Sie sich freuen, wofür Sie in Ihrem Leben und am aktuellen Tag dankbar sind. Schreiben Sie mindestens 20 Dinge auf. Das können Sie jeden Abend tun – glauben Sie mir: Das bringt sofort mehr Energie als es jedes allabendliche Daddeln auf dem Sofa kann! Denn Sie setzen den Fokus auf die Dinge in Ihrem Leben, die Ihnen Freude machen, die Ihnen guttun. Sie werden mehr und mehr merken, welch Fülle in Ihrem Leben ist. Vergleiche zeigen Mängel auf. Sie zeigen, was fehlt oder nicht so gut läuft, sie zeigen Schwäche. Der abendliche Dankbarkeits- oder Freudezettel zeigt Ihnen genau das Gegenteil: Ihr Leben ist voller Freude, voller Potential! Das bringt Energie!

Sie könnten sich vornehmen, zunächst mal abends für eine Stunde nicht auf Ihr Smartphone zu schauen. Und das können Sie dann ausweiten – vielleicht gelingt es Ihnen nach einer Woche sogar, das Smartphone mal einen kompletten Abend auszulassen, nach zwei Wochen gar einen ganzen Tag? Der Sinn dahinter ist, dass Sie weniger Möglichkeiten eines Vergleichs ausgesetzt sind. Sei es durch Social Media oder andere Status-Meldungen. Sie gewinnen dadurch die Chance, Ihr eigenes Leben im Fokus zu behalten. Und Sie gewinnen dadurch Zeit – sehr viel Zeit wahrscheinlich! Womit werden Sie diese neu gewonnene Zeit füllen? Vielleicht nehmen Sie sich mal wieder einen dicken Schmöker vor, den

Sie schon lange lesen wollten, aber nie dazu gekommen sind? Oder vielleicht wollten Sie ja schon lange Urlaubsfotos sortieren und Fotobücher erstellen? All das sind Tätigkeiten, die Ihnen Energie bringen. Sie schlagen damit sozusagen zwei Fliegen mit einer Klappe: Sie umgeben sich mit schönen Dingen aus Ihrem Leben, ohne in einen Vergleich rutschen zu können. Und zum anderen bearbeiten Sie lange Liegengebliebenes. Denn lange Aufgeschobenes wirkt auch energieraubend aus dem Verborgenen. Es lauert irgendwo in unserem Hinterkopf mit der Botschaft »Eigentlich wollte ich ja längst …«. Und das setzt uns unter Stress, ohne dass wir das unbedingt direkt merken. Aber es bohrt. Nutzen Sie doch die Zeit ohne Smartphone und Co. für diese liegengebliebenen Projekte!

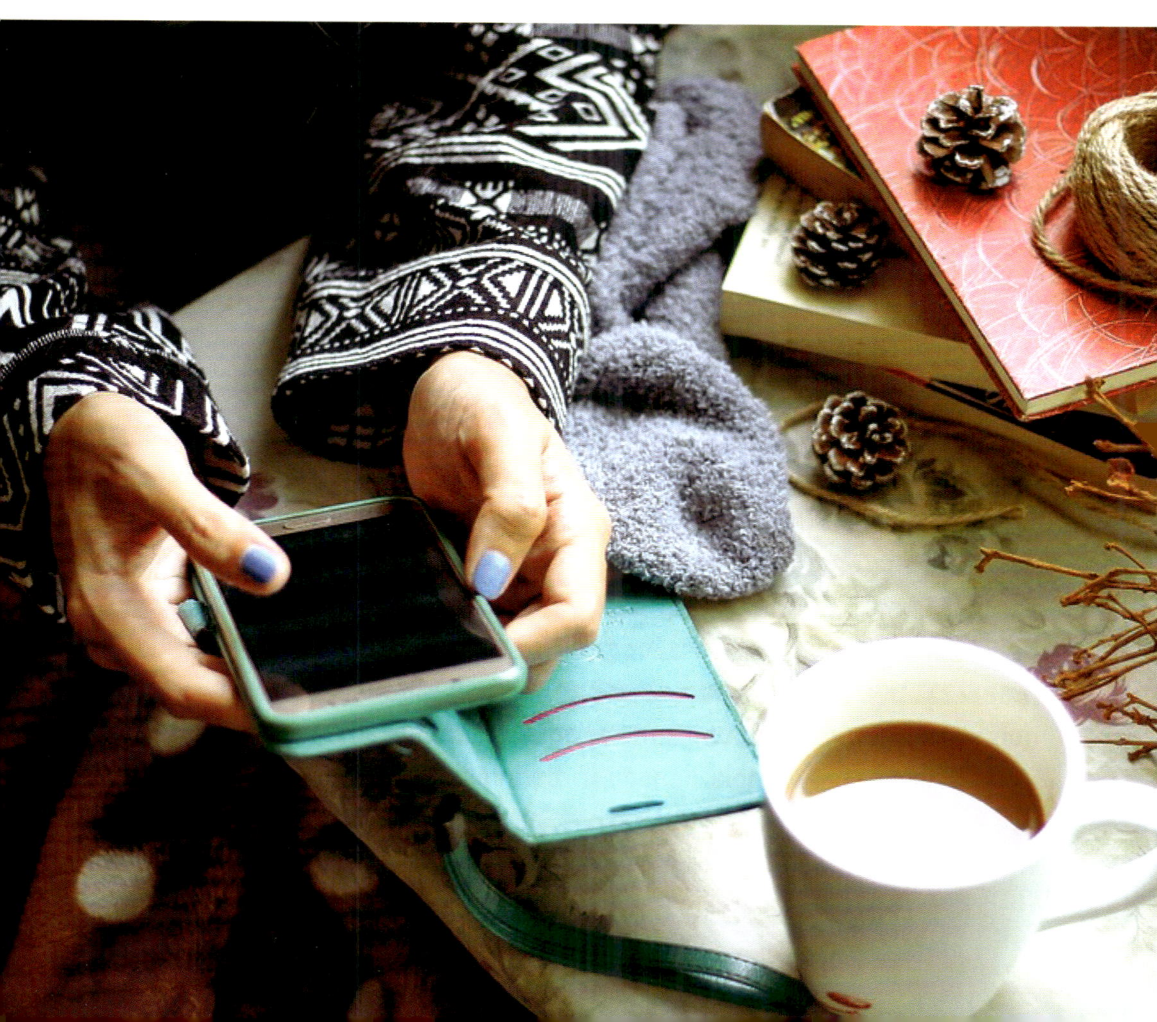

Ein weiterer starker Energiedieb ist der Perfektionismus

Wir alle sind mehr oder weniger Perfektionisten. Vielleicht jeder in einem anderen Bereich, in Bereichen, die uns besonders am Herzen liegen. Muss Ihre Wohnung immer auf Hochglanz geputzt und aufgeräumt sein, bevor Besuch eintreten darf? Oder zeigen Sie Ergebnisse Ihres Hobbies – sei es Backen, Kochen oder Musizieren etc. – erst dann vor, wenn auch auf den kritischsten Blick kein Fehler mehr zu erkennen ist? Ungeschminkt oder ungestylt verlassen Sie nicht das Haus?

Es gibt wohl unzählige Bereiche, in denen wir unseren Perfektionismus ausleben. Solange wir da mit Freude drangehen und ganz in einer Aufgabe versinken und dabei vielleicht sogar entspannen können, ist alles bestens. In diesen Fällen reden wir wohl von einem »Flow«-Erlebnis.

Doch wenn wir nur deswegen unsere Aufgaben wählen oder perfekt umsetzen wollen, um keine Kritik zu bekommen, um ein besonderes Lob zu erhalten oder um anderen zu zeigen, wie großartig wir sind, dann artet die Unternehmung nicht selten in Stress aus. Wir handeln, um anderen, äußeren Bedingungen gerecht zu werden. Das kann auf Dauer nicht gut gehen! Wir setzen unser Tun äußeren Maßstäben aus, die wir oftmals gar nicht umfassend kennen oder einschätzen können. Oder wissen Sie tatsächlich, was Ihre Schwiegereltern denken, wenn sie in Ihre Wohnung kommen? Wissen Sie wirklich, was die hochgezogene Augenbraue Ihres Chefs zu bedeuten hat, wenn er auf Ihr Arbeitsergebnis schaut? Und ist es wirklich so wichtig?

Nicht selten verbringen wir einen Großteil unserer Zeit damit, Aufgaben möglichst perfekt umzusetzen. Dabei sind wir mit unserer Aufmerksamkeit nicht bei dem, was wir tun, sondern bereits im möglichen Ergebnis und vor allem: bei der möglichen Reaktion der anderen auf unser Ergebnis. Unser Fokus ist also auf eine mögliche Zukunft gerichtet und darauf, wie wir uns mit dieser Zukunft fühlen werden. Das heißt, letztlich setzen wir unsere Energie nicht für das Jetzt ein, für das Erledigen der Aufgabe, sondern für das Vermeiden oder Hervorrufen bestimmter Reaktionen, von denen wir eigentlich noch gar nicht wissen können und vor allem: die uns eigentlich gar nicht so wichtig sein müssten. Auf diese Weise verlieren wir Energie und fühlen uns kraftlos. Wir stecken so viel Zeit und Energie in Aufgaben, die uns keine Energie bringen, geschweige denn Freude. Kein Wunder, dass wir müde und ausgepowert sind!

Wir setzen uns extremem Druck aus. Wir wollen gefallen. Und da sind wir an dem Punkt angelangt, warum uns die Bewertung der anderen so wichtig ist, dass wir möglichst fehlerfrei abliefern wollen: nicht das Ergebnis unserer Aufgabe sehen wir einer Reaktion ausgesetzt, sondern uns selbst. Wir präsentieren nicht unsere Wohnung, die uns ja gefällt, schließlich haben wir sie ja auf diese Weise eingerichtet, sondern uns selbst. Wenn wir unsere Wohnung pflegen, aufräumen und putzen, damit wir uns in ihr wohlfühlen, artet das längst nicht in so starkem Druck aus, als wenn wir die gleiche Aufgabe erledigen, weil sich für den nächsten Tag Besuch angekündigt hat, und wir zeigen wollen, alles im Griff zu haben, fleißig zu sein und uns auf entsprechende Bemerkungen freuen.

Wenn wir ein kompliziertes Gericht zubereiten, weil wir es lieben, zu kochen, und uns und unserer Familie oder Freunden eine Freude damit machen wollen, fühlt sich das Erledigen dieser Aufgabe völlig anders an, als wenn wir es zubereiten, um von besagten Freunden oder Familie anerkennende Blicke und Lobhudeleien zu erhalten. Im ersten Fall freuen wir uns auch über Lob – aber es ist nicht die Bedingung für unser Handeln. Wir kochen ohne Zweck, ohne ein äußeres Ziel. Wir kochen, weil es Freude bringt – im Tun und im Ergebnis. Wenn unser Perfektionismus seinen Grund im Außen hat – im Erhalten von Lob und Anerkennung durch andere – dann setzt er uns enormem Druck und Stress aus. Und nicht selten arten dann unsere Tätigkeiten geradezu in Hochleistung und entsprechenden Zeiteinsätzen aus. Es liegt auf der Hand, dass dies Energie raubt.

Hinterfragen Sie sich und Ihr Tun: Warum ist es mir wichtig, dass mir diese Aufgabe gelingt? Warum ist es mir so wichtig, dass ich fehlerfrei abliefere? Warum ist es mir wichtig, ein Lob oder wenigstens einen anerkennenden Blick zu erhalten? Bin ich mir wirklich sicher, wie der andere mich bewerten wird? Warum ist mir seine / ihre Bewertung so wichtig? Was will ich damit erreichen?

Hinterfragen Sie Ihre Aufgabe: müssen es wirklich 100 Prozent sein, oder reicht nicht weniger? Muss es wirklich in jeder Ecke Ihrer Wohnung glänzen, wenn sich Besuch ankündigt? Wieviel Einsatz ist wirklich nötig, um immer noch eine gut erledigte Aufgabe präsentieren zu können, um einen guten Eindruck zu hinterlassen?

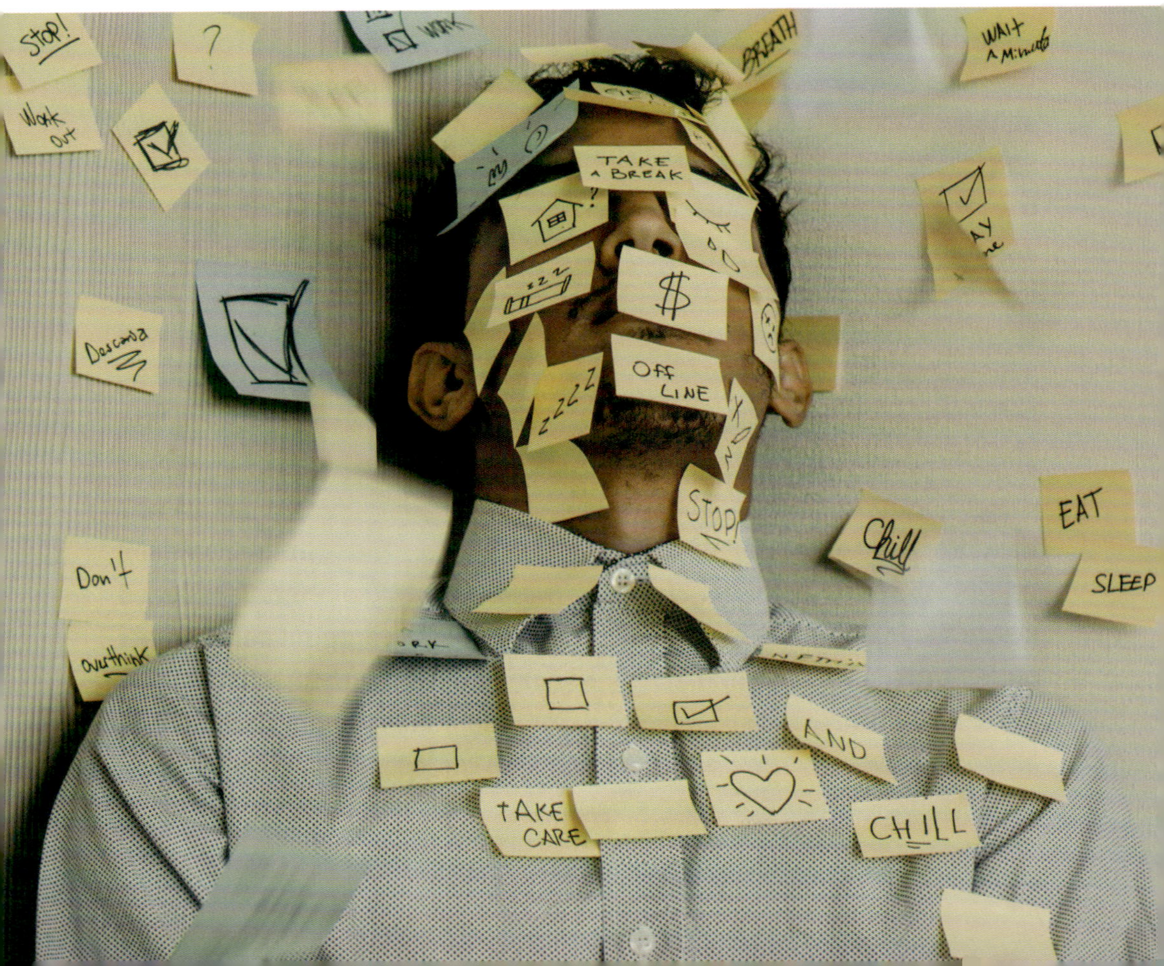

Bei dieser Einschätzung kann Ihnen das sogenannte »Pareto-Prinzip« behilflich sein. Dieses Prinzip geht auf den italienischen Ingenieur, Soziologen und Ökonom Vilfredo Pareto zurück. Er untersuchte 1906 die Verteilung von Grundbesitz in Italien. Dabei stellte er fest, dass 20 Prozent der Bevölkerung etwa 80 Prozent des gesamten Staatsvermögens besaßen. Und umgekehrt erkannte er, dass für 80 Prozent der Bevölkerung 20 Prozent des Vermögens blieb. Daraus leitete er die 80/20-Regel oder auch das sogenannte 80/20-Prinzip ab: Das Pareto-Prinzip besagt, dass sich viele unserer Aufgaben mit etwa 20 Prozent Einsatz und Engagement erledigen lassen – allerdings »nur« zu rund 80 Prozent! Aber stellen Sie sich 80 Prozent vor: Das ist unheimlich viel. Bei jeder politischen Wahl freuen sich Politikerinnen und Politiker über 50 Prozent!

Halten wir also fest: 20 Prozent unseres Aufwandes sorgen für 80 Prozent unserer erwünschten Ergebnisse. Möchte ich 100 Prozent vollständig erreichen, muss ich für die fehlenden 20 Prozent noch 80 Prozent Einsatz liefern. Die Frage ist: Muss ich das wirklich, braucht es das?

Verstehen Sie das Pareto-Prinzip bitte nicht falsch: Natürlich muss ich dennoch aufmerksam meine Aufgaben erledigen. Es geht nicht darum, schludrig zu werden, nach dem Motto »Egal, es müssen ja nicht 100 Prozent sein«. Wenn ich 20 Prozent meiner Wohnung sauber und ordentlich halte, um 80 Prozent meiner Wirkung zu erzielen, muss ich dennoch 100 Prozent meiner Aufmerksamkeit in diese 20 Prozent investieren. Aber die 80/20-Regel hilft dabei, die richtigen Prioritäten zu setzen. Sie können lernen, sich mit Hilfe des Pareto-Prinzips auf die Aufgaben zu konzentrieren, die den größten Einfluss auf Ihr gewünschtes Ergebnis haben. Sie können Ihre Energie und Zeit auf diese Weise effektiv einsetzen.

Fragen Sie sich daher, welche Aufgaben haben den größten Einfluss auf Ihr Ergebnis?

Um bei unserem Wohnungs-Beispiel zu bleiben: Ich könnte mir gut vorstellen, dass folgende Bereiche, den größten Effekt auf Ihren Besuch ausüben: das Bad und der Esstisch. Im Bad halten sich Gäste allein auf und am Esstisch wird der Abend verbracht. Also: Bringen Sie mit 100 Prozent Einsatz das Bad und den Tisch (die wesentlichen 20 Prozent) auf Hochglanz und Sie werden Ihren Besuch – und damit Ihren inneren Kritiker – zufriedenstellen. Und Sie werden erkennen: die Wirkung ist nicht minder, als wenn Sie noch mit letzter Kraft und hohem Zeitdruck in die hintersten Ecken Ihrer Wohnung gekrochen wären.

Untersuchen Sie selbst die Aufgaben, die den Perfektionisten in Ihnen wachrufen! Schauen Sie genau, welche Teilbereiche wirklich notwendig sind, um ein hohes Maß an Wirkung und Ergebnis zu erzielen! Fokussieren Sie sich auf diese wichtigsten Aufgaben. Das bringt Ihnen Zeit und letztlich auch Energie, die nämlich nicht mehr im 100-Prozent-Anspruch verloren geht.

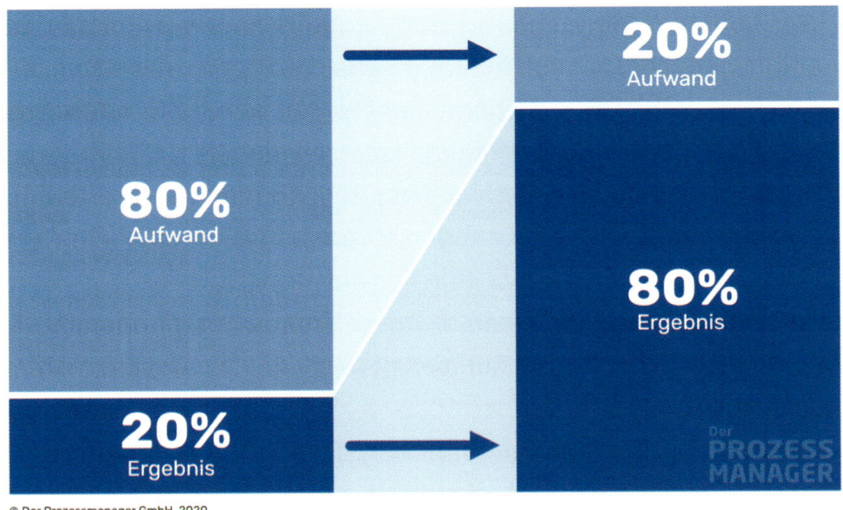

Grafik des Pareto-Prinzips.

Ein hartnäckiger Energiedieb ist unsere Unfähigkeit, uns abzugrenzen

Lassen Sie mich das näher erläutern. Warum gehen wir häufig erschöpft und angespannt durch den Tag? Wohin geht all unsere Energie? Halten Sie mal kurz inne und richten Sie Ihre Aufmerksamkeit auf Ihren Körper – egal ob am Schreibtisch, im Wartezimmer, im Auto oder beim Verrichten einer alltäglichen Aufgabe: Sind Ihre Schultern locker und entspannt oder erreichen sie fast Ihre Ohren vor Anspannung? Sind Muskeln angespannt, die Sie eigentlich aktuell nicht brauchen? Wippen beispielsweise Ihre Füße, ist Ihre Beinmuskulatur angespannt, Ihr Rücken gekrümmt? Am Status der Muskelanspannung Ihres Körpers können Sie gut Ihre innere Anspannung ablesen. Und sehen, wie Ihre Energie in Dinge fließt, die Ihnen nichts nützen. Diese Energie geht verloren und Sie fühlen sich ausgepowert und erschöpft.

Was ist es, dass uns so unter Druck setzt, uns unserer Kraft beraubt und uns auf diese Weise auslaugt? Wir sehen uns tagtäglich mit Erwartungen konfrontiert, wollen unsere Aufgaben erledigt haben, Leistungen erbringen und ein bestimmtes Image verkörpern. Wenn Sie denken, Sie führen ein selbstbestimmtes, unabhängiges Leben, haben Sie weit gefehlt. Ja, auf dem Papier sind wir erwachsen und können (und müssen) eigene Entscheidungen treffen und verantworten. Doch unsere Psyche steckt in Abhängigkeiten – zu allem, was uns umgibt oder jemals umgab: Im beruflichen Umfeld zu Kollegen und Vorgesetzten, im privaten Umfeld zur Familie, zu Freunden und sozialen Kontakten. Vor allem die letztere Gruppe ist durch die Möglichkeiten des World Wide Web schier ins Unendliche gewachsen. Um Konflikte und Streitigkeiten zu vermeiden, passen wir uns an. Oder um Lob zu kassieren – siehe den Abschnitt zum Thema »Perfektionismus«.

Durch konformes Verhalten und Anpassung vermeiden wir sicher den ein oder anderen Konflikt. Außen. Leider nicht im Inneren. In uns lösen wir damit nicht selten großen Stress aus. Nicht grundsätzlich – aber immer dann, wenn wir unser angepasstes Verhalten über längere Zeiträume aufrechthalten oder wenn wir damit gegen eigene Überzeugungen verstoßen. Wenn Sie beispielsweise etwas tun oder nicht tun, obwohl Sie dabei ein schlechtes Gefühl haben und Ihnen die eigene innere Stimme Protest signalisiert. Diese Zwickmühle, in der wir uns dann befinden, ist der pure Stress und Energiedieb.

Anpassung und konformes Verhalten wird uns sehr früh antrainiert. Wir ernten viel Lob in unserem Leben, wenn wir entsprechend agieren. Sei es in unserer Kindheit in Kindergarten oder Schule oder bei Familienfesten. Aber auch als Erwachsene erfahren wir positive Reaktionen, wenn wir angepasst sind. Dem freundlichen Nachbarn, der, stets still, kaum mitzukriegen ist, wird selten Böses unterstellt. Dem Mitarbeiter, der ohne aufzumucken verlässlich seine Arbeit verrichtet, droht wohl seltener die Kündigung. Die Unangepassten erfreuen sich zwar in Büchern und auf der Leinwand großer Beliebtheit, aber wehe sie tauchen im eigenen Leben in der Wirklichkeit auf. Da spüren wir dann ganz schnell am eigenen Leib, wie unbequem sie sind. Denn sie fordern uns heraus, neue, andere Reaktionen zu zeigen, unerwartete Wege zu gehen und stellen nicht selten Altbewährtes in Frage und fordern aktualisierte Bewertungen. Das ist anstrengend. Und deswegen sind uns die Angepassten im Alltag lieber.

Unangpasstsein ist daher für alle Beteiligten zunächst anstrengender. Doch mittel- und langfristig sicher gesünder. Es kanalisiert die Energie nämlich sinnvoll und dahin, wo sie gebraucht wird, wo sie ihre Wirkung entfalten kann.

Unaufrichtiges Angepasstsein setzt uns, wie gezeigt, unter enormen Druck und beraubt uns unserer Energie. Als Energiedieb wird es dennoch selten erkannt oder genannt. Denn es hat eine starke Partnerin an ihrer Seite, die uns lange glauben lässt, richtig zu handeln und unsere Erschöpfung auf andere Ursachen zu schieben: die Moral. Angepasstes

Verhalten wird durch gebetsmühlenartig wiederholte Sätze wie »Das macht man so«, »Das ist schlecht« und »Das ist anständig« verstärkt. Jede Situation, in die wir in unserem Alltag geraten, führt eine Liste anerkannter und als gut und richtig befundener Verhaltensweisen mit sich. Wir schleppen alle einen schier endlosen Verhaltenskodex mit uns herum. Wenn wir diesem Kodex entsprechen, scheint unser Verhalten richtig zu sein, und wir sollten uns gut fühlen. Tun wir aber nicht. Nicht immer. Und hier kommt der Stress ins Spiel.

Uns nicht zu zeigen, wie wir wirklich sind oder wirklich empfinden oder denken, stresst. Wir sagen »Ja«, obwohl wir »nein« fühlen, weil wir Angst vor Ablehnung oder Kritik haben oder weil wir nicht enttäuschen wollen. Deswegen setzen wir auch keine Grenzen, wo unsere Grenzen jedoch schon längst verletzt wurden. Verstehen Sie mich nicht falsch: Ja, wir können uns selbstverständlich Normen und allgemeinen Moralvorstellungen und Verhaltensweisen anpassen, ohne dabei in Stress zu geraten oder unser Gesicht zu verlieren. Sogar dann, wenn es nicht unseren gegenwärtigen Überzeugungen und Gefühlslagen entspricht. Wir können dies bewusst und aktiv tun. Unser Verhalten beruht dann auf unserer Entscheidung, nicht auf erfüllten Erwartungen. Sie ziehen zum Beispiel zu einem Restaurantbesuch angemessene Kleidung an oder drehen nach 22 Uhr den Fernseher leiser oder fahren in der Tempo-30-Zone 30 km/h.

Wenn Sie sich aber angepasst verhalten aus Angst, auf Ablehnung oder Kritik zu stoßen, oder weil Sie andere Konsequenzen fürchten, dann stehen Sie andauernd neben sich. Ständig fahren Sie Ihre Antennen aus, um Ihr Umfeld nach angemessenem Verhalten und möglichen negativen Folgen abzuscannen. Das ist der pure Energiediebstahl! Zusätzlich müssen Sie Ihre innere Stimme ignorieren und gegen Impulse und eigene Überzeugungen und Gefühle anarbeiten. Dauerhaft sexistische oder rassistische Bemerkungen zu dulden, weil sie von Kollegen oder dem Schwiegervater kommen, stresst. Ständigen Vorhaltungen und

Belehrungen ausgeliefert zu sein und hinzunehmen, weil sie vom Partner unter dem Deckmäntelchen des »ich-meine-es-doch-nur-gut« stattfinden, stresst. Wenn sich ein Verhalten für Sie nicht richtig anfühlt, und Sie es dennoch tun oder dulden, setzen Sie sich Stress aus und Ihre Energie geht verloren.

Fragen Sie sich stattdessen: »Wie will ich es wirklich haben?«, »Wie kann es jetzt leichter für mich sein?« und »Will ich das wirklich (nicht)?« Sie müssen nicht der Elefant im Porzellanladen werden und all Ihre inneren Wahrheiten herausposaunen. Sicher dürfen Sie Taktgefühl und Empathie anwenden. Aber, glauben Sie mir, der besagte Elefant leidet wohl deutlich weniger unter Energieverlust mit all seinen Folgen als jemand, der aus Angst, Porzellan zu zerschlagen, die eigene Gefühlslage stets und langfristig ignoriert und ihr zuwiderhandelt.

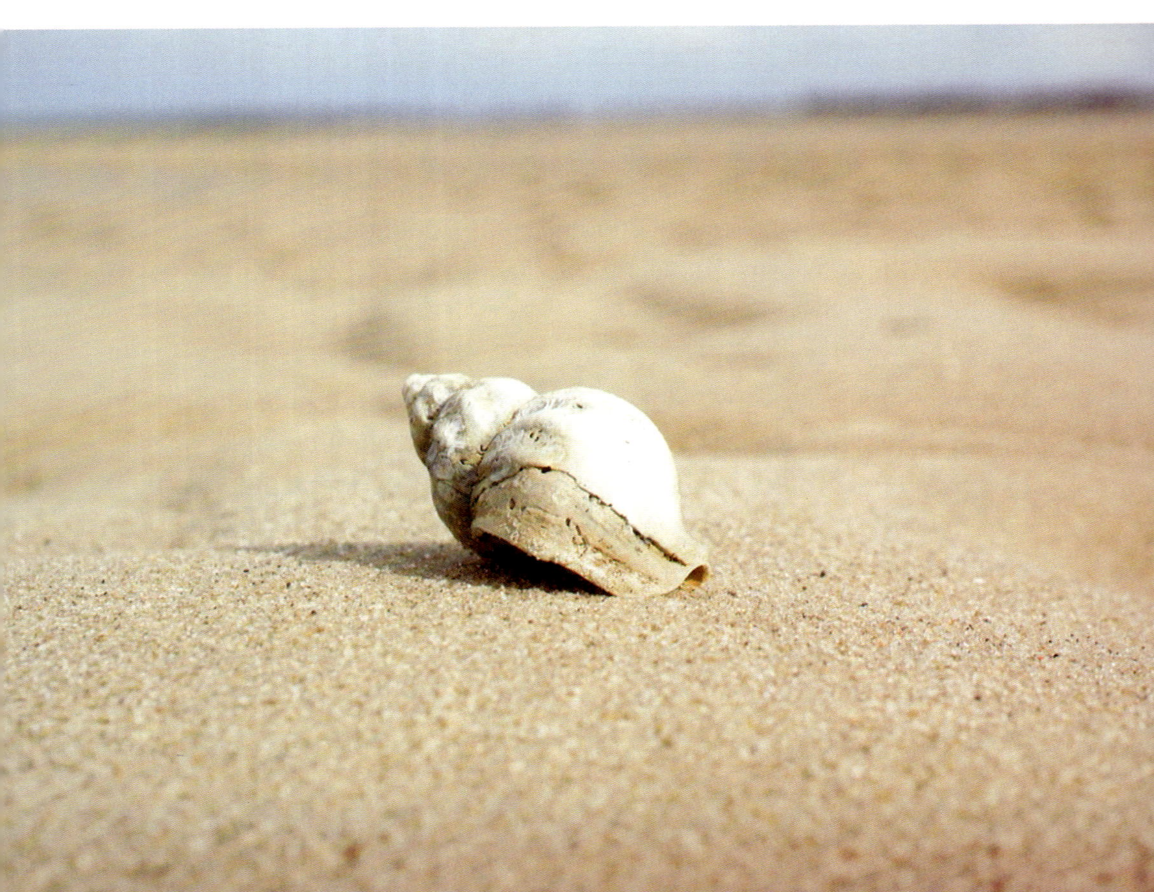

Dieser Energiedieb ist eng verwandt mit dem, stets »das Falsche« zu tun

Vielleicht kennen Sie das Gefühl, in Ihrem Alltag festzustecken, wie in einer Art Hamsterrad. Tagein und tagaus verrichten Sie Ihre Aufgaben, und kommen doch nicht vom Fleck. Zumindest nicht so, wie Sie sich das vielleicht mal erträumt und vorgestellt haben. Ihre Träume scheinen unerreichbar zu sein. Wie in dieser Art Alpträume, in denen wir rennen und uns dennoch nicht fortbewegen. Wir investieren Energie und Zeit, und erreichen doch nichts. Nichts, was uns wirklich voranbringt, und näher an unsere Träume, die nicht selten auf der Strecke bleiben und dann von uns lieb- und hoffnungslos als »unerfüllbar« abgetan werden, um uns nicht länger an unseren inneren Schmerz zu erinnern.

Unseren Traumurlaub können wir uns immer noch nicht leisten, ein eigenes Haus vielleicht erst im nächsten Leben, in unserem Beruf sind wir zahllose Kompromisse eingegangen, bis das, was wir täglich tun, wenig oder nichts mehr mit dem zu tun hat, was wir uns einst vorgenommen hatten zu tun. Und dann zucken wir mit den Achseln und behaupten »ich war aber auch naiv« oder »geht halt nicht« oder »das Leben ist halt so«. Wahrscheinlich lange bevor Sie alles versucht haben. Aber für weitere Versuche fehlt Ihnen die Energie, die im Hamsterrad verloren ging.

Und in dieser Situation spielt uns unser Gehirn einen Streich: da wir kein Ende sehen, keinen Ausweg, macht es eine Unendlichkeit aus unserem Hamsterrad. Es überzeugt uns, dass wir »für immer« in dieser Situation bleiben müssen. Solange wir jedoch selbst nicht an uns, unsere Träume und unsere Möglichkeiten glauben, solange werden wir tatsächlich feststecken. Wenn wir uns immer und immer wieder die Geschichte erzählen, dass es nicht anders geht, dass wir halt damit leben müssen, dass wir halt falsche und unumkehrbare Entscheidungen getroffen haben, solange wird sich an unserer Situation tatsächlich nichts ändern. Wir glauben unsere Geschichten. Weil wir sie uns lange genug erzählt haben und weil sie uns unser Leben offenkundig bestätigt. Unsere eigenen inneren Geschichten wirken sehr machtvoll auf unser Leben. Wir verharren also in unserer uns unglücklich machenden Situation und verpulvern unsere Energie. Das erschöpft und nicht selten enden diese Geschichten im Burnout.

Doch Sie können Ihre Geschichte ändern! Beginnen Sie noch heute damit, sich andere Geschichten über sich zu erzählen. Neue, optimistische Geschichten machen nicht nur sehr viel mehr Spaß, sie bringen Ihnen auch die gewünschte und notwendige Energie, um Änderungen in Ihrem Leben bewirken zu können. Werden Sie zum Chef oder zur Chefin in Ihrem Leben! Dazu müssen Sie nicht von heute auf morgen Ihr gesamtes Leben umkrempeln. Glauben Sie mir: Wenn Sie konsequent und geduldig neue Geschichten der Magie und der Fülle über sich und Ihr Leben erzählen und daran glauben, dass sie wahr werden können, dann ändert sich Ihr Leben eh. Ihr Leben wird sich dem Zustand Ihrer hauptsächlichen Gedanken und Gefühle anpassen. Wenn Sie aufgeben und sich beklagen und überall nur Schwieriges sehen, dann kann Ihr Leben nicht leicht und voller Freude sein. Das klingt doch sehr logisch, oder?

Werden Sie aktiv und beginnen Sie zunächst mit einfachen kleinen Dingen, die Ihnen wieder das Gefühl geben, Ihr Leben in Ihren Händen zu haben und Sie aus der Opferrolle im Hamsterrad herausholen. Vielleicht können Sie noch heute kleine Änderungen herbeiführen: nehmen Sie einen anderen Weg oder ein anderes Fahrzeug zur Arbeit, stehen Sie früher auf und machen noch vor der Morgenroutine etwas Gutes für sich: eine extra Tasse Tee, eine kleine Yoga-Einheit, eine Meditation oder Sie sitzen einfach etwas länger als üblich am Frühstückstisch. All das erscheint zunächst banal. Und doch reißt es Sie aus der gewohnheitsmäßigen Routine heraus. Und mit der Zeit werden Sie mutiger werden und sich für größere Veränderungen entscheiden. Und bleiben Sie dann nicht stehen – ein neuer Haarschnitt und eine auffällige Farbe auf den Fingernägeln oder an der Wohnzimmerwand sind zwar ein guter Start in die Veränderung. Aber verlieren Sie Ihr Ziel darüber nicht aus den Augen: Was ist Ihr großer Traum? Wie wollen

Sie wirklich leben? Gehen Sie mutig und geduldig Schritt für Schritt weiter. Bleiben Sie konsequent dran und rudern Sie nicht zurück.

Sie werden merken, dass Sie aus Ihrem Hamsterrad ausbrechen können, dass es möglich ist!

Schicken Sie Ihren inneren Kritiker und Pessimisten mal für die nächsten Wochen in den Urlaub – oder glauben Sie ihm einfach mal weniger in der nächsten Zeit. Er wird Ihnen sicher einzureden versuchen, dass Ihre kleinen Veränderungen die Welt nicht retten können, dass Sie eh keine Zeit für Veränderungen haben usw. Lassen Sie sich nicht beirren. Denn diese Ausreden sorgen nur für weiteren Stillstand in Ihrem Leben und katapultieren Sie wieder in Ihren energieraubenden Hamsterkäfig.

Nach und nach können Sie mutiger werden und immer größere Entscheidungen zur Veränderung umsetzen. Machen Sie sich wieder zum Gestalter Ihres Alltags, Ihres Lebens. Sie werden dann spüren, wie Sie sich wieder lebendig und voller Energie fühlen. Energie, die auf diese Weise eingesetzt wird, geht nicht verloren und erschöpft sich nicht.

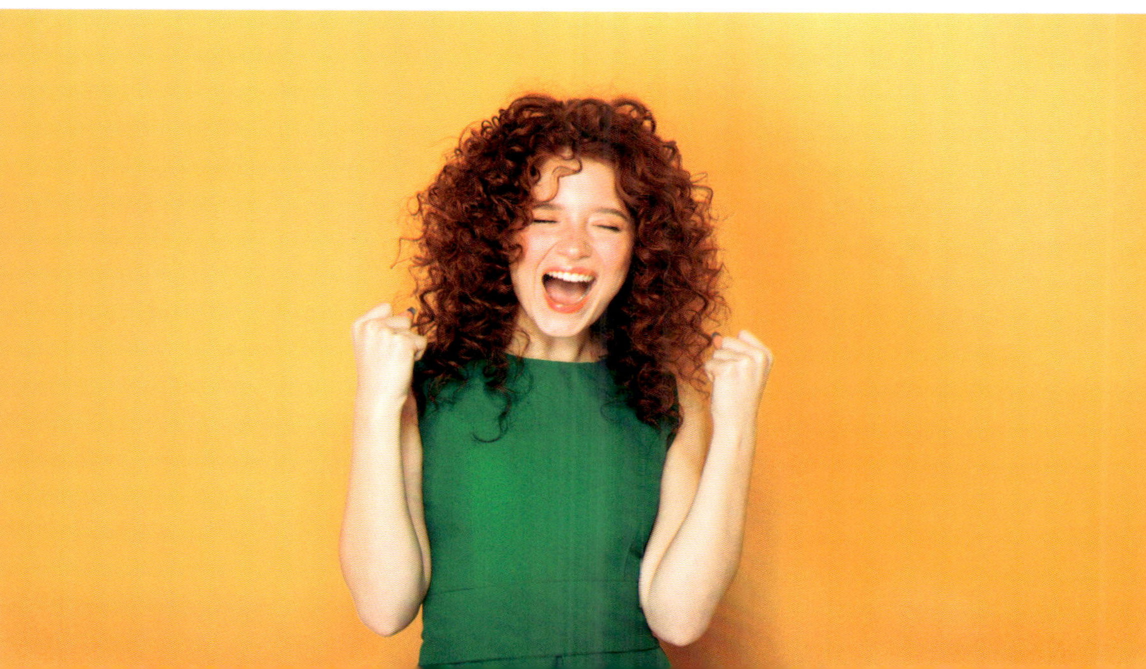

Ein weiterer starker Energiedieb ist der Leistungsdruck, unter dem wir ständig stehen

Dieser Energiedieb steckt unterschwellig in anderen Stressoren wie dem Perfektionismus oder auch dem Vergleich. Er wirkt dabei wie eine Art Triebfeder und puscht uns voran. Sicherlich leistet er gute Arbeit, wie ein Motor, der uns ans Ziel bringt. Wir sind auf Aufgaben fokussiert, können Informationen abrufen und umsetzen, liefern Ergebnisse und bringen Leistungen.

Leider kriegen wir ihn nur schwer ausgeschaltet. Auch unser Privatleben und die Zeit, die uns eigentlich für Erholung zur Verfügung stehen soll, artet nicht selten in Leistungsdruck aus. Wir wollen im Social-Media-Feed glänzen, täglich unsere sportlichen Leistungen steigern und übersehen dabei leider, dass uns dadurch mehr Energie verloren geht, als uns die Tätigkeiten und Beschäftigungen in unserer Freizeit eigentlich zurückbringen sollen. Erholung ist nicht in Sicht. Unsere Akkus können nicht aufladen. Aber wenn wir sie nicht in unserer freien Zeit aufgeladen kriegen – wann dann?

Schauen wir mal in unseren Körper, was bei Stress und Anspannung passiert. Und warum bewusstes Entspannen unermesslich wichtig ist, um wieder ins Gleichgewicht zu kommen und Kraft zu sammeln. Wenn Entspannung nicht stattfindet, kann unser Nervensystem nicht mehr für Energie und Ausgleich sorgen. Wir geraten aus der Balance. Und das kann schwerwiegende Folgen für unsere Gesundheit – körperlich wie auch mental – haben.

Seit Urzeiten laufen im menschlichen Organismus die immer gleichen Vorgänge ab, wenn wir Stress empfinden. Das sogenannte vegetative Nervensystem reguliert und steuert unser Stress- und Entspannungsempfinden. Es besteht aus zwei Gegenspielern: dem Sympathikus sowie dem Parasympathikus. Wann immer einer der beiden aktiv ist, hat der andere Pause. Niemals sind beide gleichzeitig aktiv. Ihre Aufgaben sind komplementär: Der Sympathikus ist für alles Aktive zuständig und befähigt uns zu Leistung. Beispielsweise erhöht er unseren Blutdruck und die Herzfrequenz und er sorgt dafür, dass sich unsere Muskulatur anspannen kann. Der Sympathikus erhöht unsere Leistungsbereitschaft und baut Energiereserven ab. Wann immer wir also aktiv sind – unsere Aufgaben im Job erledigen, hinterm Steuer im Auto sitzen, im Gespräch mit unserem Zahnarzt sind etc., ist der Sympathikus aktiv und sorgt dafür, dass uns die nötigen körperlichen Prozesse und Reserven zur Verfügung stehen.

Die gegenteiligen Aufgaben hat der Parasympathikus. Er verringert unser Tempo und ist für die Regeneration sowie den Aufbau von Kraftreserven verantwortlich. Dabei kurbelt er Stoffwechselvorgänge sowie Verdauung an und mit seiner Hilfe können wir uns erholen und regenerieren. Daher ist der Parasympathikus am aktivsten, während wir schlafen. Schlaf ist daher für unsere Erholung und den Aufbau unserer Energiereserven nicht zu überschätzen.

Wann immer wir also im Laufe des Tages Leistung von uns erwarten, ist der Sympathikus aktiv. Je weniger Pausen er hat, und somit der Parasympathikus das Ruder übernehmen könnte, desto stärker hat dies Auswirkungen auf unsere Gesundheit und unser Wohlbefinden. Bei andauerndem Aktivsein des Sympathikus erhöhen sich dauerhaft unsere Puls- und Herzschlagfrequenz, unser Blutdruck steigt, die Atmung wird flach und dünn und unsere Verdauung streikt. Dass dieser Zustand auf Dauer schädlich ist, liegt auf der Hand. Mögliche gesundheitliche Probleme sind Herz-Kreislauf-Störungen, Herzinfarkte, Bluthochdruck, Schlaganfälle, Verdauungs- und Schlafstörungen uvm. Auch unsere Psyche findet keine Erholung und kann erkranken. Mehr und mehr fühlen wir uns erschöpft, sind gereizt und überdreht. Es kann zu Angststörungen und Depressionen kommen. Doch den Sympathikus trifft keine Schuld – wir sind es, die ihm keine Pause geben. Wir geben dem Parasympathikus keine Möglichkeit, aktiv zu werden.

Wir brauchen beide – den Sympathikus und den Parasympathikus. Der eine verhilft uns zu Leistung und Konzentration, der andere zu Ruhe und Erholung. Ist dieser Zustand ausbalanciert, fühlen wir uns gesund und fit.

Doch wir leben nur selten in diesem ausbalancierten Zustand. Überall lauern Energiediebe, und wir agieren wie Getriebene: wir puschen uns sogar noch in unserer Freizeit, mehr zu leisten. Und als erstes sparen wir Zeit bei Erholung und Schlaf und sind allzu schnell davon überzeugt »wer rastet, der rostet«, oder »von nichts kommt nichts«. Das sind Parolen, die einer gesunden Lebensbalance zuwider sind.

Machen Sie gerne mal weniger, rasten Sie mal. Geben Sie dem Parasympathikus die Chance, aktiv zu werden. Im nächsten Kapitel lernen Sie einige Energiequellen kennen, die Sie noch heute in Ihren Alltag einbauen können.

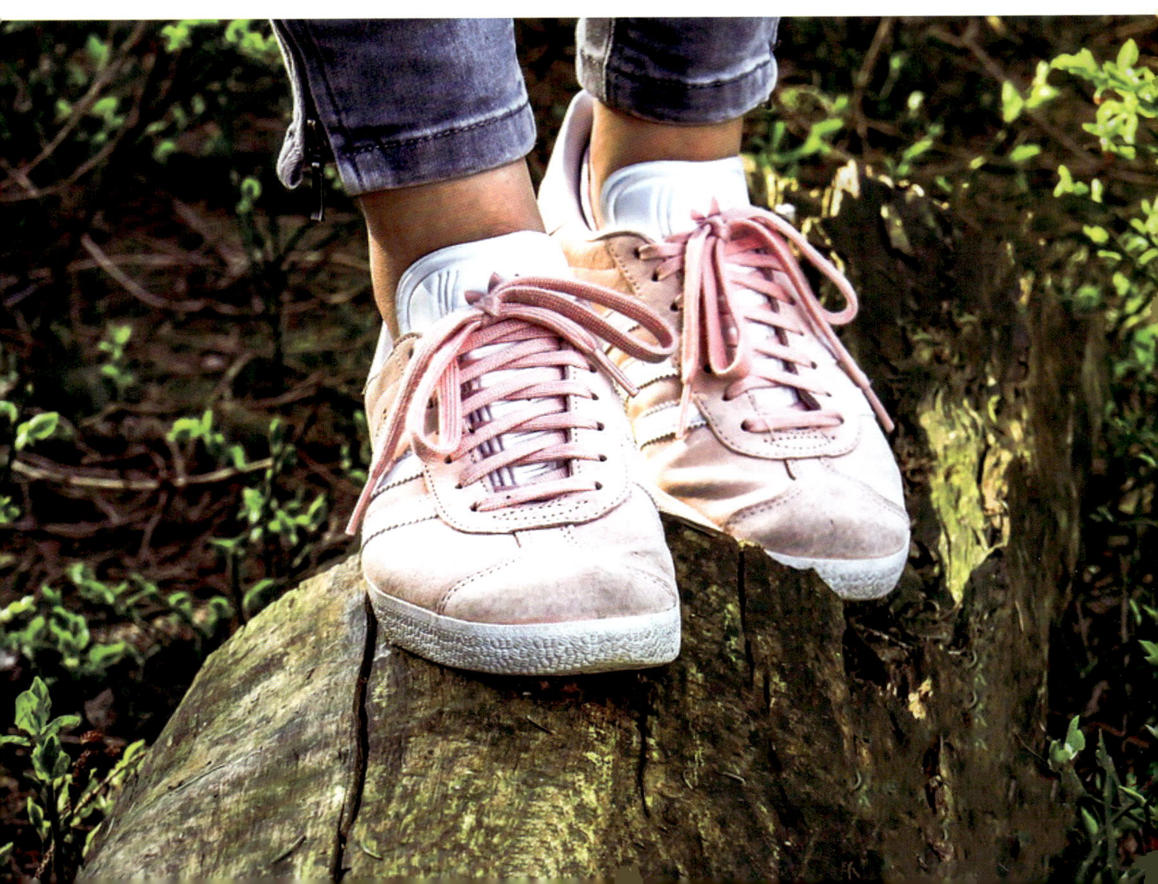

Was bringt uns Energie

Lassen Sie uns nun zu den Quellen der Energie kommen. Wenn Sie die Energiediebe nun genauer kennen und in Ihrem Alltag erkennen, haben Sie schon viel dafür getan, um wieder mehr Energie zu haben, sich fitter und wohler zu fühlen. Denn bei jedem Energiedieb können wir etwas verändern. Und sie hängen alle zusammen – es ist also ziemlich egal, an welcher Stelle Sie ansetzen. Wenn Sie sich näher mit einem der Energiediebe beschäftigen und an einigen Schrauben drehen, so werden Sie bald feststellen, dass Sie auch die anderen Energiediebe entlarven können und sie ihre Macht verlieren.

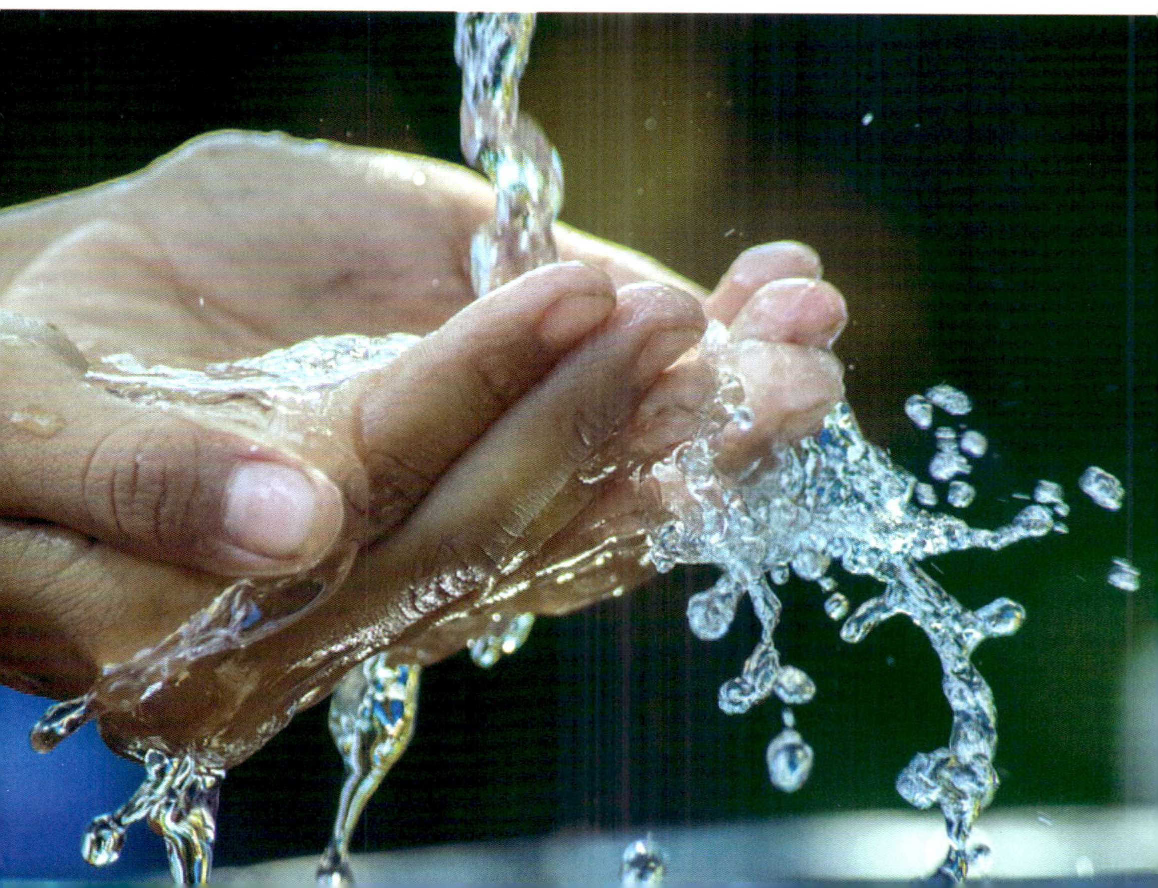

Wie bereits erwähnt, ist die stärkste und wichtigste Energiequelle der Schlaf. Daher haben wir ihm in diesem Buch ein eigenes Kapitel gewidmet.

Viele Mythen ranken sich um das, was uns Energie bringt. Umfragen nach dem, was die Menschen entspannt, zeigen, dass viele Menschen kurzfristige Energielieferanten mit Erholung und Regeneration verwechseln. Was würden Sie antworten, wenn ich Sie fragen würde, womit oder durch was Sie entspannen können? Häufige Antworten auf die Frage, was entspannt, sind: Fernsehen, Daddeln am Smartphone oder PC, Badewanne oder das Ausüben von Hobbies. Lassen Sie uns das mal sortieren.

Grundsätzlich ist für Entspannung all das erlaubt und gut, was den Parasympathikus aktiviert. Also das, was uns Ruhe und Erholung bringt: Unser Puls- und Herzschlag verlangsamen sich spürbar, unsere Atmung wird langsam und tief, unsere Muskeln lockern sich – die Schultern hängen locker an der Seite und unser Gedankenkarussel stoppt. Im besten Fall spüren wir starke, positive Gefühle wie Freude, Dankbarkeit oder Leichtigkeit. Diese Entspannungssignale sind gute Hinweise, ob Sie auf dem »richtigen« Weg sind. Dann hat der Sympathikus Pause, aktiviert und puscht uns nicht. Laufen Ihre inneren Motoren immer noch auf Hochtouren, Sie denken abends auf dem Sofa an kommende Aufgaben, formulieren innerlich bereits an der nächsten Email an Ihren Chef, und Sie fühlen sich genervt und gereizt, sind Sie weit von Entspannung entfernt und der Sympathikus ist aktiv. Da bringt weder das aufgeschlagene Buch in Ihrem Schoß etwas, noch die entspannende Musik oder das warme Bad. Entspannung hat stets etwas mit Einlassen zu tun – können Sie sich auf den Moment voll und ganz mit all Ihren Sinnen einlassen? Nur dann kann der Parasympathikus aktiv werden und für wirkliche Regeneration sorgen.

Es gibt viele Beschäftigungen, die uns ablenken – von unseren Gedanken, von bevorstehenden Aufgaben oder anderen Dingen. Sie tun gut. Denn sie nehmen für eine gewisse Zeit den Druck raus und lassen uns aktiver und lebendiger fühlen. Nachhaltig jedoch können sie nicht viel für uns tun. Nehmen wir an, Sie schauen sich abends einen lustigen Film an. Und Sie lassen sich auf diesen Film ein, lassen sich von ihm unterhalten, und vergessen für einen Moment Ihre Planungen und Aufgaben. Das ist wunderbar! Den Parasympathikus jedoch können Sie auf diese Weise nicht aktivieren – und nur mit seiner Hilfe können wir uns erholen! Denn auch der seichteste oder lustigste Film überflutet Sie mit Informationen, spricht Sie kognitiv an, lässt Sie Bewertungen vornehmen oder löst Erinnerungen oder Ideen aus. Sie sind wach und aktiv, vielleicht essen Sie sogar während des Films.

Daher ist es ganz wichtig: Kurzfristige Ablenkungen wie Filme oder Hobbies oder Sport oder Ausflüge sind wunderbar, um eine Pause zu machen, uns etwas Gutes zu tun, Spaß zu haben, die positive Seite des Lebens zu erleben und einfach mal durchzuschnaufen. Oft mögen diese Dinge auch schon reichen, um uns Abends mit einem guten Gefühl ins Bett zu schicken oder um das Wochenende mit Freude zu gestalten.

Ein Energieloch – das mit Müdigkeit, Anspannung, Gereiztheit, Schlaflosigkeit, Appetitlosigkeit oder -zunahme, ständigen Kopfschmerzen, Magen- und Darmproblemen, Ängsten und Depressionen gekennzeichnet ist – können diese Tätigkeiten nicht langfristig und nachhaltig verändern. Hier müssen Sie tatsächlich zu »härteren Bandagen« greifen, um es salopp auszudrücken.

Gleiches gilt für puschende Maßnahmen wie den zusätzlichen Kaffee zwischendurch oder die Extraportion Zucker mit Süßigkeiten und Schokolade. Sie können Ihren Kaffee-, Energydrink- oder Zuckerkonsum in die Höhe ausreizen, bis Sie Kreislauf- oder andere Gesundheitsprobleme bekommen – aus dem Energieloch fördert er sie nicht hinaus. Denn das Energieloch hat mit Ihrer Haltung dem Leben und Ihrem Alltag gegenüber zu tun. Es hat mit Gewohnheiten zu tun, mit Verhaltensmustern, und – Sie ahnen es – mit einem ausbalancierten Nervensystem: mit dem Aktivieren des Parasympathikus. Kaffee, Energydrinks, Zucker und Ähnliches können lediglich im besten Fall dafür sorgen, dass wir weiter funktionieren können. Im schlimmsten Fall verhindern sie auf diese Weise sogar, dass wir uns tatsächlich eine richtige Pause gönnen und den Umgang mit unseren Ressourcen kritisch hinterfragen und überdenken. All das ist aber notwendig, wenn wir ernsthaft an einer energiereicheren, gesünderen Lebensweise interessiert sind. Und wenn wir nicht ausschließlich als Ausweg die Einnahme von Medikamenten in Betracht ziehen wollen.

Der steigende Absatzmarkt von Psychopharmaka zeigt, dass immer mehr Menschen willens sind, auch über längere Zeiträume diese Medikamente einzunehmen. Ich unterstelle, dass es – zumindest in den meisten Fällen – eine entsprechende Indikation zur Verschreibung gibt. Es geht mir hier nicht darum, die Medikation als solche in Frage zu stellen. Jedoch sehe ich im Anstieg der Verschreibungen, dass immer mehr Menschen mit entsprechenden Symptomen leben, die zu Arztbesuchen mit Diagnosen von depressiven Verstimmungen, Angststörungen oder Depressionen und anderen psychischen Erkrankungen führen. Der psychische Druck, von dem wir umgeben sind, steigt zunehmend an. Er zeigt sich je nach Situation und Veranlagung unterschiedlich, aber er ist da. Und eine nachhaltige und eigenständige Aktivierung des parasympathischen Nervensystems ist kaum, erschwert oder gar nicht mehr möglich. Es würde den Rahmen dieses Buches sprengen, wenn wir die Hintergründe dieser gesellschaftlichen Entwicklung beleuchten würden; sicher ein sehr spannendes und aufschlussreiches Thema. Hier jedoch wollen wir uns darauf fokussieren, einen neuen Umgang mit Energieverlust zu entwickeln, um aus dieser Stressfalle herauszukommen.

Interessant ist noch zu erwähnen, dass es aktuell neben der wachsenden Zahl von Menschen, die über Stress und seine Folgen klagen, ebenso einen wachsenden Markt von Hilfeangeboten gibt. Zum einen ist es sicher der größeren Offenheit in Bezug auf diese Thematik zu verdanken.

Wir dürfen heute darüber sprechen, belastet zu sein, ohne dabei gleich als Versager oder Langweiler zu gelten. Das ist sicher positiv zu bewerten. Wir dürfen uns Hilfe suchen und annehmen. Wir dürfen achtsam mit uns sein, ohne direkt als egoistisch zu gelten. Und wir dürfen unsere Gewohnheiten und unsere Verhaltensweisen neu ausrichten, um einen gesünderen Lebensstil zu entwickeln. Die Fragen, die sich mir häufig stellen, sind, warum es so weit kommt? Warum müssen wir erst energielos und depressiv sein, bis wir »Stopp« sagen? Warum müssen wir erst Ängste und Zweifel entwickeln, bis wir »Nein« sagen? Warum müssen wir erst durch schier endlose Stresstäler und Energielöcher, um endlich etwas an unserer Einstellung und unserem Verhalten zu ändern? Wie weit müssen wir erst gehen, bevor wir achtsamer im Umgang mit uns und unserer Gesundheit werden?

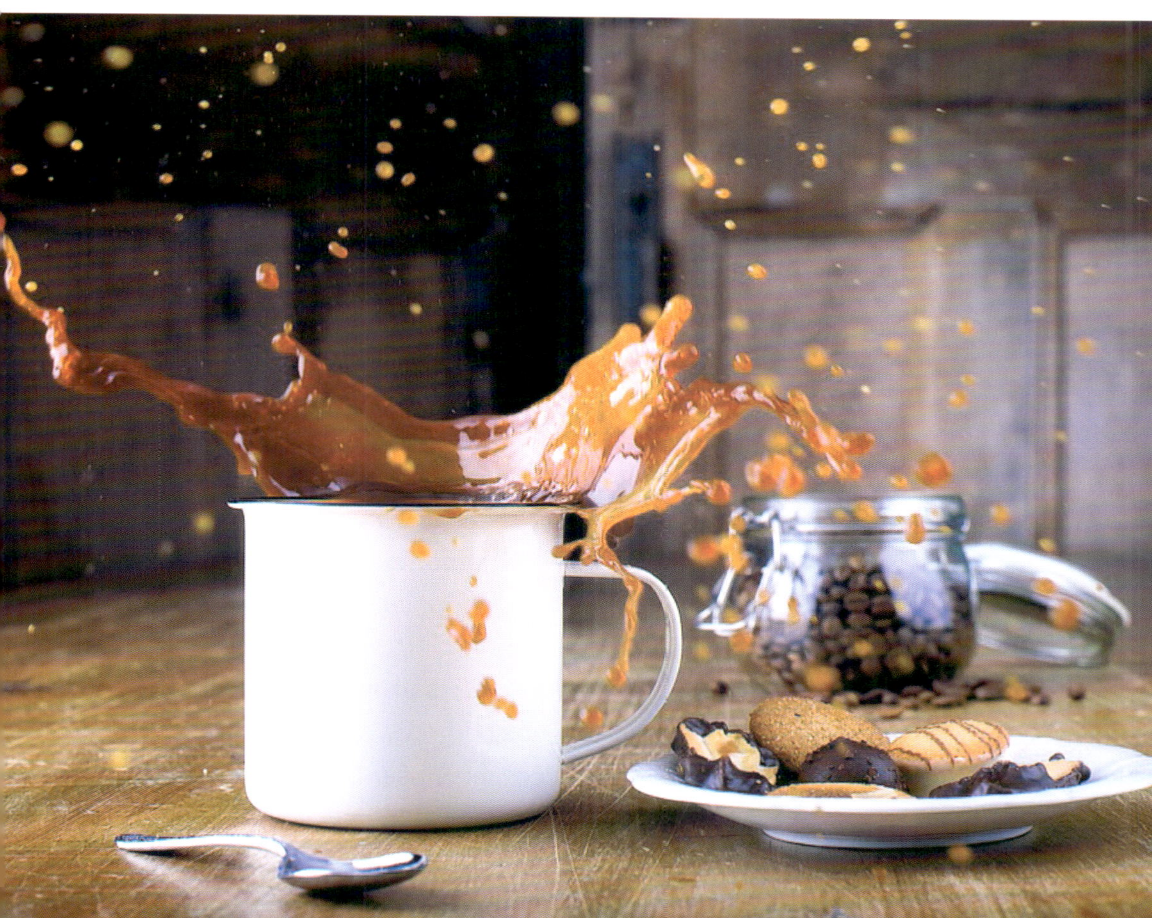

Sogar in den Grundschulen und Kindergärten ist die Thematik der Stresprävention und der Entspannung angekommen. Kinder wissen nicht selten noch recht genau, was ihnen guttut und wie sie sich entspannen können. Irgendwann zwischen Pubertät und Einstieg ins Arbeitsleben geht uns dieses Wissen dann offenbar abhanden. Und es geht mehr und mehr um Leistung – Ziele möglichst schnell erreichen – oder schnell aufgeben und neue suchen, im Dauereinsatz zeigen, was man alles kann und schafft, Perfektionismus, Schein und Co holen uns ein. Und die Reden von der berühmten Work-Life-Balance sind oft bloß leere Worte. Viele Unternehmen rühmen sich damit, auf die Work-Life-Balance ihrer Mitarbeitenden zu achten, bis ihre Theorie von der Praxis eingeholt wird und alleinerziehenden Eltern dann dennoch keine Gleitzeit oder Homeoffice eingeräumt werden kann. Um nur ein Beispiel zu nennen. Um ihrem Ruf als familienfreundliches Unternehmen dann dennoch irgendwie gerecht zu werden, geben sie einen kleinen finanziellen Familienzuschlag, von dem sich Eltern dennoch nicht regelmäßig die Nanny leisten können, die ihre Kinder an ihrer statt irgendwie pünktlich im knappen Zeitkorsett von der Kita abholen oder sich an Brückentagen, in denen Schulen und Betreuungsangebote geschlossen sind, ganztägig um die Kinder kümmern. All das wird dann achselzuckend abgetan mit Hinweisen wie »es sei halt so«, »so ist das Arbeitsleben« oder »es geht nicht anders«. Dass uns andere Länder längst vormachen und zeigen, dass es anders geht, wird hierzulande wissentlich ignoriert.

All das und vieles mehr zerrt an unseren Nerven, raubt uns die Energie und wir befinden uns mittendrin im Hamsterrad. Und statt Dinge wirklich zu ändern, jagen wir dem Wahnsinn hinterher und machen uns kaputt. Und reden uns lange ein, dass wir funktionieren müssen, nicht schlapp machen dürfen, und weiter, immer weiter geht unser Wettrennen. Wenn jedoch die äußeren Bedingungen nicht geändert werden, weder von Wirtschaft noch Politik, dann können und müssen wir unsere Gesundheit selbst in die Hand nehmen und für uns sorgen! Wir können natürlich abwarten, bis »die da oben« etwas ändern, bis unser Chef Einsicht zeigt oder andere, die Familie, die Eltern, die Kinder etc. etwas ändern und uns mehr Ruhe gönnen. Letztlich liegt es selbstverständlich an uns – was wir selbst von uns verlangen, welchem Bild wir immer weiter entsprechen wollen, koste es, was es wolle, oder ob wir »Stopp« sagen und selbst in unserem Alltag aufräumen und uns rüsten gegen die Energiediebe.

Und jetzt kommt die gute Nachricht: Neben den Energiedieben gibt es ebenfalls viele Energiequellen. Wir müssen nur die für uns und unsere Situation passende finden und uns zunutze machen! Wir können und müssen nicht von heute auf morgen unser gesamtes Leben auf den Kopf stellen und völlig umkrempeln. Es reichen zunächst ein paar Stellschrauben, an denen Sie drehen – regelmäßig und mit Geduld und Ausdauer. Und Sie werden merken, wie nach und nach mehr Achtsamkeit in Ihr Leben zieht. Mehr Achtsamkeit, mehr Muße, Langsamkeit und schließlich mehr Energie und Wohlbefinden.

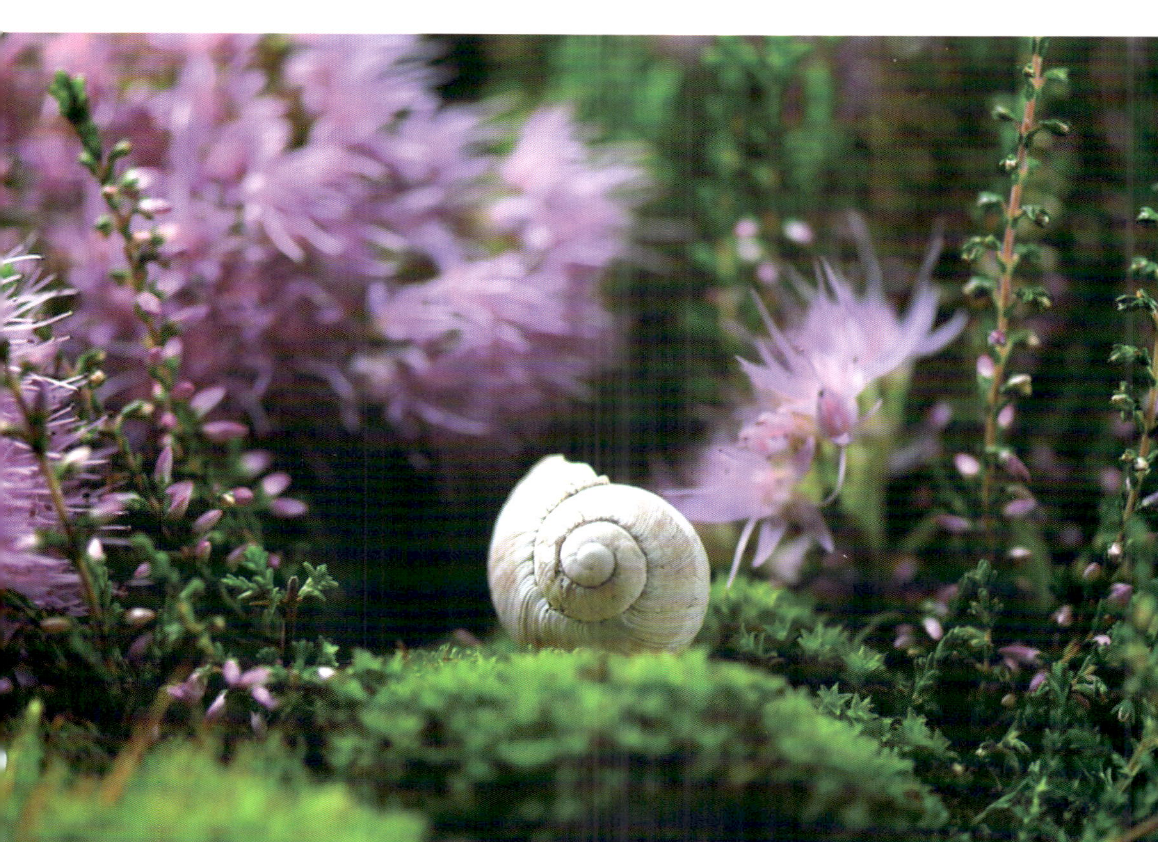

Die grundsätzlichste aller Energiequellen

Bevor Sie also losrennen und Ihre Stelle kündigen oder sich Ihre Krankmeldungen häufen und Sie sich damit den Ärger der Vorgesetzten einhandeln, machen Sie als ersten Schritt etwas Einfaches und Natürliches: Achten Sie auf Ihre Grundbedürfnisse. Ja, das klingt vielleicht einfach und eigentlich selbstverständlich. Ist es aber im Alltag bei weitem nicht. Müdigkeit, Gereiztheit, Unkonzentriertheit, Kopfschmerzen oder Übelkeit – nicht selten zeigen sich diese und ähnliche Symptome, wenn wir unsere Grundbedürfnisse zu lange missachten und vernachlässigen.

Zu den Grundbedürfnissen zählen ausreichend Trinken, eine ausgewogene Ernährung, genügend Schlaf und viel Bewegung an der frischen Luft. All dies sind die sichersten und nachhaltigsten Energiequellen – und sie bedürfen noch nicht einmal wirklich viel Aufwand!

Dass wir alle dazu neigen, viel zu wenig zu trinken, ist längst kein Geheimnis mehr. Nicht nur Senioren, sondern ein Querschnitt durch die gesamte Bevölkerung zeigt, dass wir bei weitem unter den zur Gesundheit notwendigen Mengen täglicher Einnahme von Wasser bleiben. Rund 2 Liter täglich sollten es laut der Deutschen Gesellschaft für Ernährung sein. Kommen Sport, körperliche Anstrengung und Hitze dazu, erhöht sich der empfohlene Richtwert aufs Drei- bis Vierfache, je nach Körpergröße und -gewicht. Am einfachsten zu verwerten ist Wasser – aus der Leitung oder als Mineralwasser. Unser Körper braucht viel Flüssigkeit, um gut zu funktionieren, da er selbst zu etwa 2 Dritteln aus Wasser besteht. Ohne ausreichende Mengen an Wasser können unsere Organe nicht richtig funktionieren. Mit Hilfe von Wasser werden Nährstoffe transportiert, Stoffwechselendprodukte über die Nieren ausgeschieden sowie die Körpertemperatur reguliert. Wir verlieren – nicht nur bei Sport oder Hitze – ständig Wasser über unsere Haut, die Nieren und die Lunge. Das heißt, wir müssen regelmäßig unser Flüssigkeitsreservoir auffüllen, damit es nicht zu Defiziten kommt. Wenn sich erstmal Durst eingestellt hat, ist bereits ein Mangel da, und der Körper hat notwendige Flüssigkeit verloren.

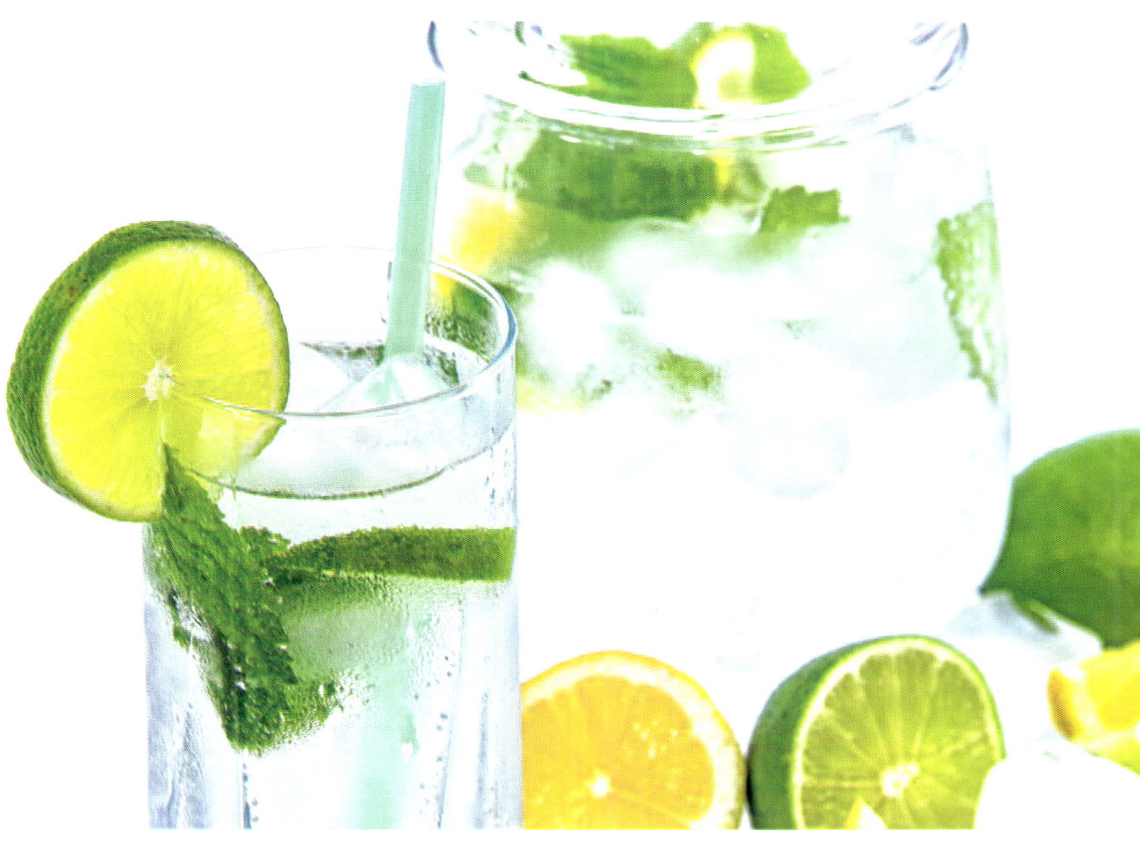

Daher: Achten Sie das Grundbedürfnis »Versorgung mit Flüssigkeit«. Stellen Sie sich Wasser in ausreichender Menge zurecht. Es gibt im Handel inzwischen extra große Trinkflaschen, die wir für unsere tägliche Wasserversorgung füllen, in unser Blickfeld stellen und mit zur Arbeit nehmen können. Abends können Sie dann einfach überprüfen, ob Sie genug getrunken haben. Am einfachsten ist die Faustregel »pro Stunde ein Glas« – also etwa 200ml – zu trinken. Achten Sie in den nächsten 14 Tagen mal gezielt auf dieses Grundbedürfnis und beobachten Sie, wie Sie sich dabei fühlen. Was ändert sich? Halten Sie das schriftlich fest und nehmen Sie dann ein weiteres Grundbedürfnis hinzu. Natürlich können Sie alle Grundbedürfnisse auf einmal in Ihre Aufmerksamkeit einbeziehen. Aber wenn wir Verhaltensweisen ändern und aus dem Neuen eine Gewohnheit machen wollen, ist es einfacher, Schritt für Schritt vorzugehen und uns nicht am Anfang direkt zu überfordern. Einer der Hauptgründe, warum Veränderungswünsche oftmals nicht zum Ziel gebracht werden, ist, dass wir aufgrund von Überforderung zu schnell aufgeben. Und wir wollen ja mehr Energie – nicht weniger!

Das nächste Grundbedürfnis ist unsere Ernährung. Medial kommt ihr zwar viel Aufmerksamkeit zu, doch im Leben des Einzelnen ranken sich doch viele Mythen und Halbwahrheiten um das Thema. Letztlich ist es jedoch keine Zauberei, und wir wissen, was uns guttut und was nicht. Sich am Ersteren konsequent zu orientieren, das ist die Kunst.

Unsere Ernährungsweise, wie wir essen und welche Inhaltsstoffe wir in welchem Maß in uns aufnehmen, hat einen großen Einfluss auf unser Wohlbefinden und unsere Gesundheit. Somit kann unsere Ernährung wichtiger Bestandteil unserer Energiequellen sein – oder das Gegenteil bewirken. Mittel- und langfristig wirkt sich eine einseitige oder ungesunde Ernährungsweise negativ aus – körperlich wie auch mental. Und genau das verursacht Stress und raubt uns Energie. Nach einer schweren, fettreichen Mahlzeit fühlen wir uns müde und antriebslos. Unser Körper ist schwer mit der Verdauung beschäftigt. Andererseits steigert das Hungergefühl auch nicht gerade unsere Laune und unser Energielevel. Daher ist eine ausgewogene, gesunde Ernährungsweise mit viel frischem Obst und Gemüse, mit Proteinen und ungesättigten Fettsäuren so wichtig. Seien Sie achtsam, was Sie essen und lassen Sie nicht alles in sich rein. Die Verlockungen lauern überall – eigentlich zu jeder Tages- und Jahreszeit können wir mittlerweile so ziemlich alles und überall einkaufen und verzehren. Letztlich ist es auch nicht sinnvoll, uns unser Lieblingsessen zu verbieten – das verursacht zu viel Stress. Aber vielleicht schaffen Sie es, ab sofort auf die Balance und Kombination zu achten? Gegen einen Fast-Food- oder Pizza-Tag in der Woche ist sicher nichts einzuwenden, wenn Sie ihn mit einem Workout kombinieren, den Alkohol weglassen und zu Light-Getränken greifen. Ich verspreche Ihnen jedoch eins: wenn Sie insgesamt mehr Energie in Ihrem Leben haben, sich wohler, gesünder und lebendiger fühlen, werden Sie automatisch weniger oft zu belastenden Nahrungsmitteln greifen.

Die Leichtigkeit, die Sie fühlen, wollen Sie auch körperlich spüren. An welcher Stelle Sie in den Stresskreislauf eingreifen, ist letztlich unerheblich: Sie werden automatisch Ihr gesamtes Leben, Ihren Alltag neu gestalten, mit anderen Augen sehen und eine gesunde Haltung dem Leben gegenüber entwickeln. Eine ungesunde Ernährungsweise ist nicht selten Ausdruck von Stress und Energiemangel. Wir greifen zu Nahrungsmitteln, die uns puschen und, wenn auch nur kurzfristig, Genuss und Energie versprechen. Lösen Sie diesen Kreislauf auf, werden Sie auch eine gesündere Ernährungsweise entwickeln. Da bin ich mir sehr sicher!

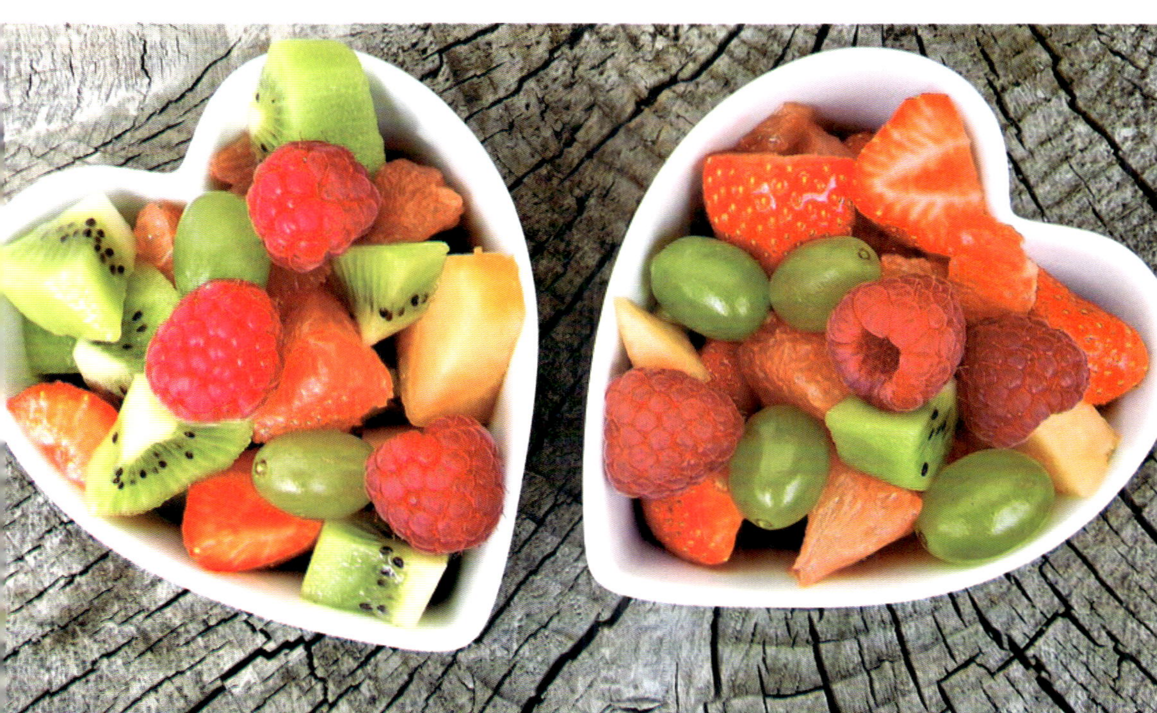

Bewegung ist unser Grundbedürfnis

Im Einklang mit den genannten Grundbedürfnissen steht die nächste wichtige Energiequelle: Die Bewegung! Ja, es wird kein Weg daran vorbeiführen: wenn Sie sich aktiver fühlen wollen, müssen Sie aktiver werden! Bitte – auch hier ganz wichtig – übertreiben Sie es nicht direkt. Wenn wir dann nach monate- oder gar jahrelangem Coach-Potatoe-Dasein endlich zu unseren Sportschuhen greifen, wollen wir es meist direkt ganz wissen: Wir wollen 10 km in 30 Minuten laufen, das einstündige Workout lückenlos durchhalten, im Schwimmbad 50 Bahnen ziehen oder den Zumba-Kurs als Kursbeste abschließen. Stopp! Geben Sie sich und Ihrem Körper Zeit, sich an die neue Beanspruchung zu gewöhnen. Schritt für Schritt. Wenn Sie ganz allmählich Ihre Ziele steigern, kann Ihr Körper diese Leistung erbringen, ohne dass Sie frustriert zusammenbrechen oder sich nach einem Training ausgepumpt und erschöpft fühlen! Dieses Gefühl wollen wir ja gerade nicht mehr. Denn dann ist es kein Wunder, dass wir nicht durchhalten und unsere Bewegungsambitionen nach zwei bis drei Wochen wieder aufgeben. Die ersten Gelenkschmerzen haben sich eingestellt, die Zeit, die wir für unsere ambitionierten Übungen brauchen ist sehr lang, und der innere Schweinehund wird verständlicherweise wieder größer. Gerade im Bereich »Bewegung« sind daher Achtsamkeit, Langsamkeit und Geduld gefragt. Weniger ist erstmal mehr. Fangen Sie klein und gemütlich an. Es reicht zunächst, Ihre Aktivitäten im Alltag zu erhöhen: nehmen Sie die Treppe statt den Aufzug oder die Rolltreppe, das Fahrrad statt das Auto und gehen Sie häufiger zu Fuß. Abends, statt auf dem Sofa zu daddeln, könnten Sie einen Spaziergang machen.

Wenn Sie all diese Alltagsbewegungen mit Freude und selbstverständlich tun – und vielleicht fallen Ihnen auch noch viel mehr ein – dann gehen Sie zum nächsten Schritt. Bauen Sie in Ihren Alltag leichte sportliche Aktivitäten ein. Gehen Sie ins Schwimmbad, verabreden Sie sich mit Freunden zum Tennis oder Badminton. Schauen Sie sich um: In Ihrer Nachbarschaft gibt es bestimmt Sportvereine, die Lauf-, Fitness- oder Nordig-Walking-Gruppen anbieten.

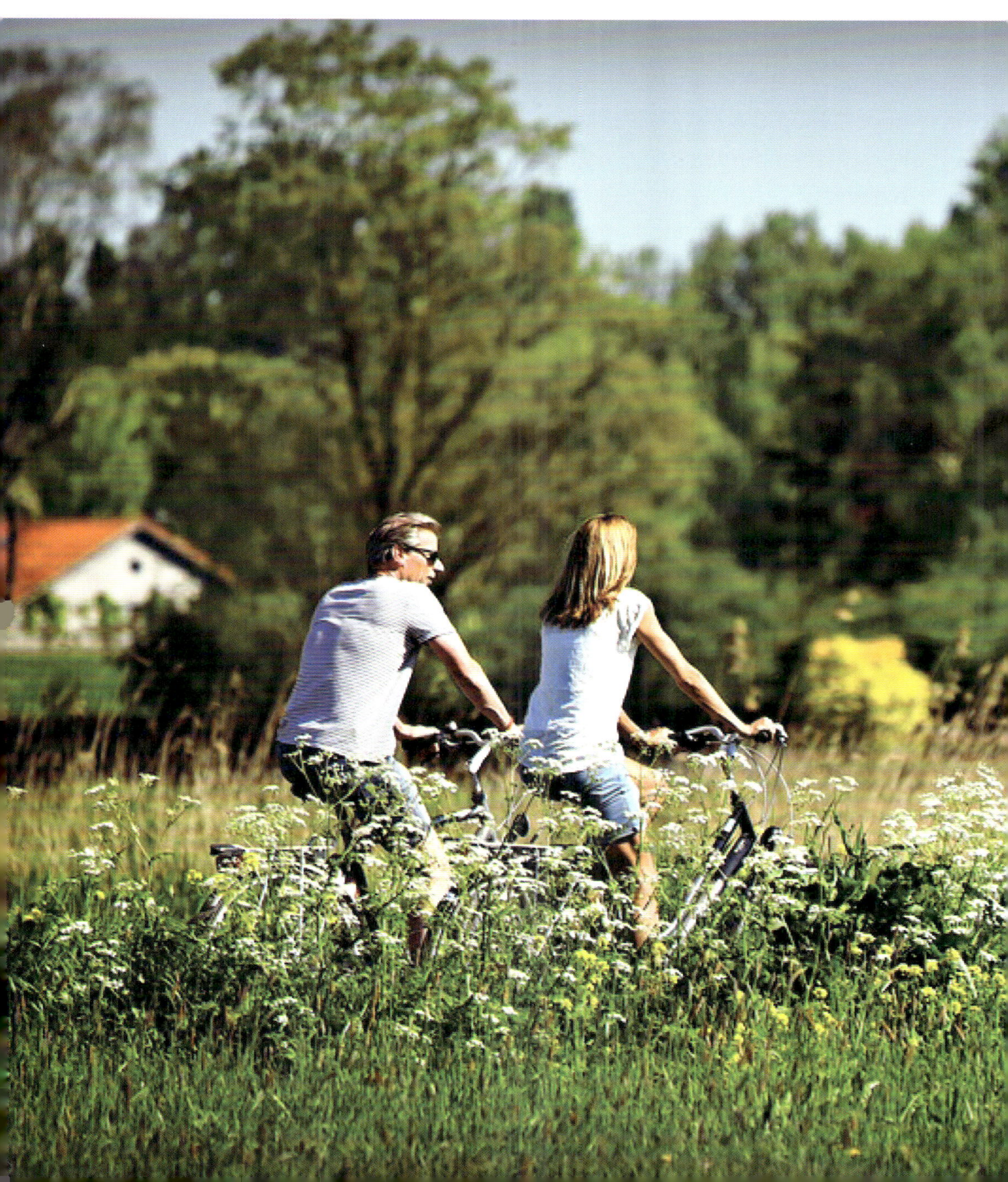

Diese sportlichen Betätigungen haben einen Vorteil: sie bringen Ihnen nicht nur ein Mehr an Energie, sondern auch Freude. Wenn Freude mit im Spiel ist, halten wir durch, auch wenn es mal mühsam sein sollte. Wenn Sie Bewegung nach draußen verlagern, nehmen Sie direkt das nächste Grundbedürfnis, ausreichende Aufnahme von Sauerstoff, mit hinzu. Frische Luft und Sonnenschein sind gute Energiequellen. Oftmals geraten sie während eines langen Arbeitstages in Vergessenheit. Aber beobachten Sie mal, wie frei sich Kinder draußen auspowern und völlig selbstverständlich Bewegung, frische Luft und Sonnenschein kombinieren. Es wird ihnen genau dafür sogar seitens der Kindergärten und Schulen Zeit eingeräumt, weil die Wichtigkeit dieser Dinge bekannt ist. Bei uns Erwachsenen achtet niemand mehr darauf, auch wenn die Bedeutung von Bewegung für unsere Gesundheit nicht abnimmt. Wir müssen selbst darauf achten und sie gezielt und bewusst in unseren Alltag einbauen.

Die natürlichste Entspannungsmethode: der Schlaf

Schlaf ist die natürlichste und tiefste Entspannungsmethode und die wirkungsvollste Möglichkeit, das parasympathische Nervensystem zu aktivieren. Das bedeutet im Umkehrschluss allerdings auch, dass hier nicht nur für die Energie, sondern auch für den Stress einer der größten Einflussfaktoren lauert.

Im Schlaf können wir regenerieren, Erlebnisse verarbeiten und uns erholen. Viele Studien zeigen jedoch, dass gut die Hälfte der Menschen unter Schlafproblemen leidet: Sie schlafen nicht ein, nicht durch oder unruhig und fühlen sich am nächsten Morgen weder gestärkt noch erholt, sondern gereizt und müde. Jedes Aufstehen wird zur Qual und Überredungskunst. Wir haben jedoch einige Möglichkeiten, unseren Schlaf positiv zu beeinflussen und auf diese Weise aktiv für mehr Energie in unserem Alltag zu sorgen.

Schlaf ist zwar eines der elementarsten Grundbedürfnisse, doch nicht selten wird Schlaf nicht ausreichend ernst genommen. Vielleicht gerade, weil wir ihn für so selbstverständlich halten. Erst wenn wir unter Schlafmangel und seinen Folgen leiden, merken wir, wie wichtig Schlaf für uns und unsere Gesundheit ist. Fragen Sie mal frisch gebackene Eltern – in den zahllosen schlaflosen Nächten und den anstrengenden Tagen danach wird uns schmerzhaft bewusst, was für ein Genuss Schlaf ist und was es bedeutet, zu wenig davon zu haben und nicht frei und selbstverständlich darüber verfügen zu können. Denn das eigentliche Grundbedürfnis wird zum Luxus und von außen bestimmt. Auf Dauer ist das schädlich für die körperliche und mentale Gesundheit. Frisch gebackene Eltern, so zeigt die Erfahrung, sind dem zum Glück nicht dauerhaft ausgesetzt. Und gerade bei ihnen ist zu beobachten, dass sie sich durchaus für sich einsetzen können und sich schon mal tagsüber freie Zeit für ein Nickerchen freischaufeln. Nicht so bei dem Querschnitt der Energielosen mit Schlafproblemen. Oft sparen wir gerade in besonders stressigen Zeiten am Schlaf, meistens mit der Ausrede, keine Zeit dafür zu haben. In freien Zeiten, wie im Urlaub oder an Wochenenden, gehen wir genauso leichtfertig mit unseren Schlafgewohnheiten um. Wir bleiben lange auf, da wir ja vermeintlich ausschlafen können am nächsten Tag, doch auch hier gehen wir schädlich mit unserer Gesundheit um.

Oft meinen wir, mit weniger Schlaf auskommen zu können oder zu müssen. Das, was wir also gerade in Zeiten, in denen uns Energie fehlt, besonders brauchen, geben wir uns häufig am wenigsten. Und ja, sicher geht das irgendwie. Muss ja: wenn der Wecker morgens klingelt und wir im Büro erwartet werden, schalten wir auf »funktionieren« um und es geht los. Doch spätestens am Mittwoch oder Donnerstag, wenn wir regelmäßig nach höchstens 5 bis 6 Stunden Schlaf aus den Federn gerissen werden, sind wir tagsüber immer schneller müde und unkonzentriert. Wir sehnen uns nach Schlaf. In einem solchen Zustand gehen wir unserer Arbeit nach, treffen wichtige Entscheidungen, fahren Auto und kümmern uns um unsere Kinder. Letztlich ist das verantwortungslos.

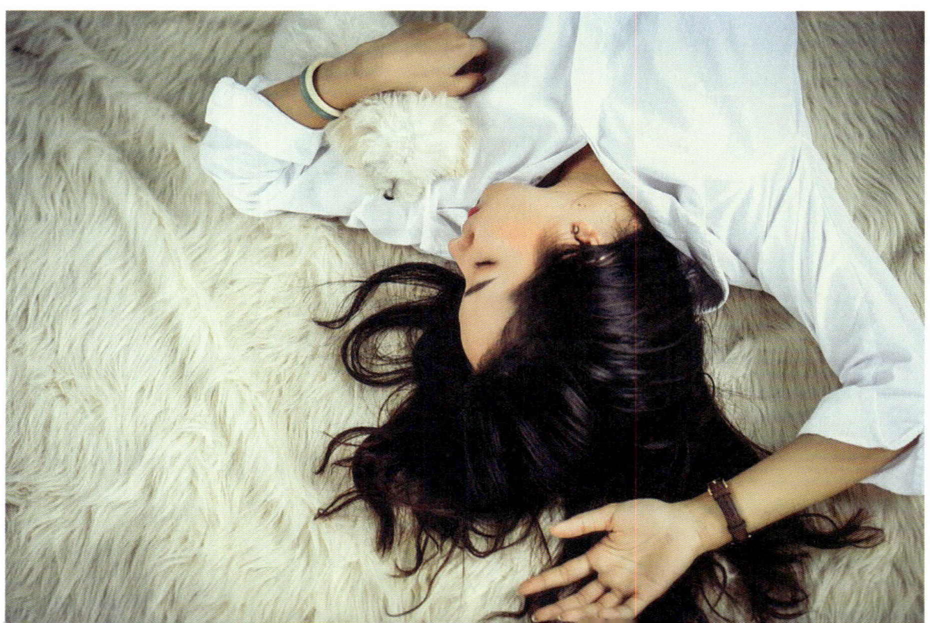

Bevor Sie wegen Unruhezuständen, Herzrasen, schlechter Verdauung, hartnäckigen Kopfschmerzen, Depressionen oder anderen Krankheitssymptomen von Arzt zu Arzt rennen, Medikamentenberge schlucken oder Ihr Leben völlig auf den Kopf stellen, nehmen Sie sich mal die Zeit, in Ruhe und kritisch Ihre Schlafgewohnheiten zu überprüfen. Schlafhygiene ist mehr als bloß ein ordentliches und frisch bezogenes Bett in einem ruhigen Raum. Sie beginnt bereits mit dem, was wir am Abend tun oder nicht tun.

Was tun Sie in der Regel abends bevor Sie schlafen gehen? Ihre Abendgestaltung hat erheblichen Einfluss auf Ihren Schlaf. Bei vielen von uns gehören Fernsehen, das Scrollen durch den Newsfeed auf den Social-Media-Kanälen oder das Beschäftigen mit dem Smartphone zum abendlichen Programm. Nach aufwühlenden Nachrichten und spannenden Filmen, Informationsfluten und reizüberfluteten Videos erwarten wir dann, schnell in einen friedlichen, entspannenden und erholsamen Schlaf zu gleiten. Wir legen das Handy zur Seite – oder nehmen es sogar mit zum Bett, um noch Einschlafmusik zu hören, Podcasts oder es zumindest als Wecker griffbereit zu haben, schalten den Fernseher aus und gehen ohne großen Übergang ins Bett. Die Uhrzeit ist schon fortgeschritten, meistens nähert sich der Stundenzeiger bereits Mitternacht. Zwischendurch haben wir auf dem Sofa gegen das Einschlafen gekämpft.

Ein gesunder, tiefer Schlaf ist auf diese Weise nicht möglich. Unser Puls ist erhöht, unser Geist wach und die Seele voller aufwühlender Bilder. Denken Sie an das vegetative Nervensystem: der Sympathikus ist aktiv, zu dessen Aufgaben das Aktivieren und Antreiben gehören. Wie sollen wir da in einen ruhigen Schlaf finden? Ohne das Aktivieren des Parasympathikus ist das nicht möglich!

Auch wenn wir bis spät in die Nacht arbeiten und mit einem müden, vollen Kopf ins Bett gehen, ist an erholsamen Schlaf nicht zu denken.

Unser Kopf ist voller Pläne und Aufgaben. Unser Geist ist hoch aktiv und braucht Zeit, um ruhiger zu werden. Oder wenn wir unsere sportlichen Aktivitäten in den Abend verlegen – also nicht unser entspannendes Yoga-Workout, sondern Krafttraining oder unser Training für den nächsten Marathon. Auch damit aktivieren wir unseren Körper und fordern höchste Leistung von ihm, anstatt ihn mit Hilfe eines langsamen Tempos ruhiger werden zu lassen und auf den Schlaf vorzubereiten.

Achten Sie daher mal in den nächsten 14 Tagen darauf, abends und mindestens eine Stunde bevor Sie schlafen gehen wollen, nichts Anstrengendes, Aufwühlendes oder Aktivierendes mehr zu tun. Das setzt, vor allem am Anfang, wenn es noch nicht zu Ihren Routinen zählt, eine gewisse Planung voraus. Am besten Sie legen eine Uhrzeit fest, zu der Sie im Bett liegen wollen. Das hängt auch von Ihrer Aufstehzeit ab. Denken Sie daran: Zu einem gesunden und erholsamen Schlaf zählt auch die Dauer Ihres Schlafes. 7 bis 9 Stunden sollten es sein. Je nach Aufstehzeit ist es also ratsam, um 22 Uhr oder spätestens 22.30 Uhr im Bett zu liegen. Das sind angenehme Zeiten, da somit noch genügend Stunden Zeit zum Schlafen bleibt, bevor am nächsten Morgen wieder unser Wecker klingelt. Schalten Sie also eine Stunde, bevor Sie im Bett liegen wollen – im genannten Beispiel wäre das 21 Uhr – Fernseher, PC und Smartphone aus und legen Sie Ihre Arbeit beiseite. Auch leistungsorientierten Sport sollten Sie für diese Uhrzeit nicht einplanen. Essen Sie zwei bis drei Stunden, bevor Sie ins Bett gehen, nichts mehr, vor allem nichts Schweres oder Fettiges – dazu zählen auch die Chips vor dem Fernseher! Mit vollem Magen schläft es sich nicht gut, da der Körper aktiv mit der Verdauung beschäftigt ist.

Auch wenn es gemütlich scheint, aber abends vor dem Fernseher einzuschlafen ist ein Zeichen dafür, dass Sie Schlaf brauchen und ins Bett gehen sollten.

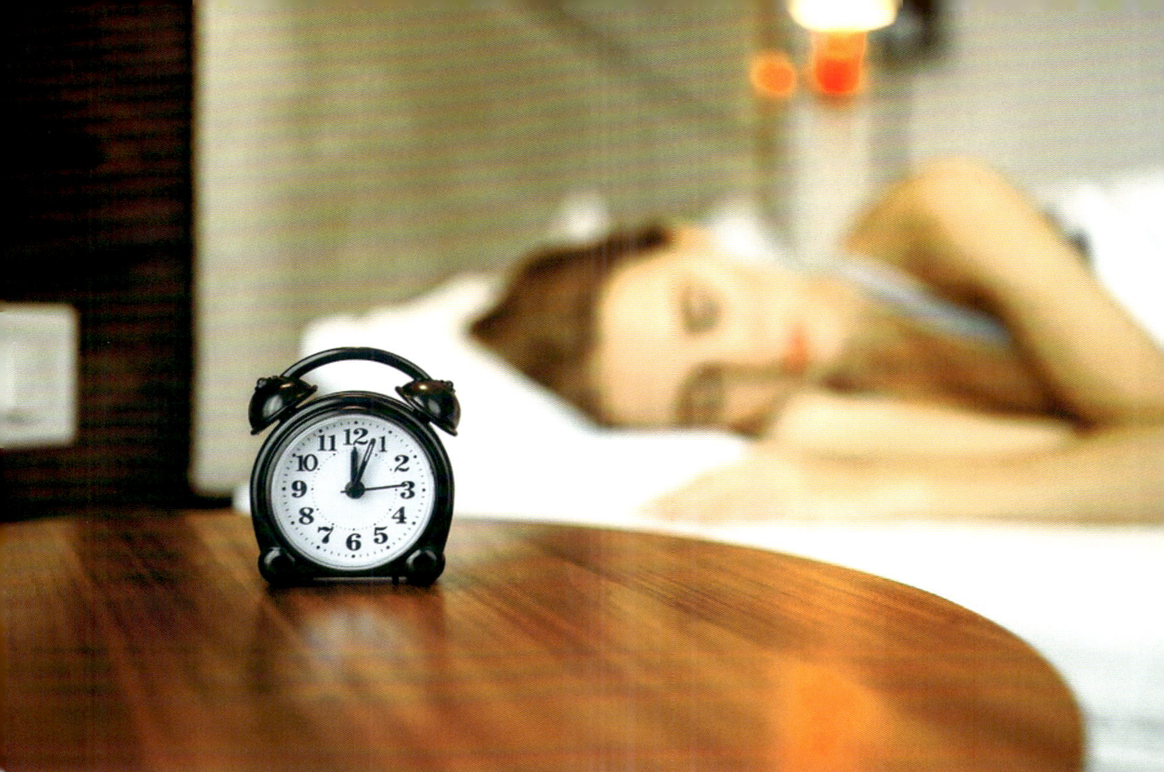

Vielleicht läuft Ihre Lieblingssendung zu später Stunde oder Sie warten noch auf die Nachrichten. Im Zeitalter von Aufnahme-, Mediatheken- und Streamingmöglichkeiten sollten Sie auf späte Sendungen zugunsten Ihrer Gesundheit jedoch verzichten. Zumindest wenn Sie es sich zum Ziel gesetzt haben, mehr Energie zu haben, sich fitter und aktiver zu fühlen! Quälen Sie sich nicht vor dem Fernseher, indem Sie gegen den Schlaf ankämpfen. Spätestens sobald Sie merken, dass Sie müde werden, schalten Sie den Fernseher aus. Während einer laufenden Sendung zu schlafen, ist nicht erholsam. Unterbewusst kriegen Sie nämlich eine Menge mit, wachen immer wieder auf, verarbeiten Texte und Geräusche in Ihren Träumen und müssen sich schließlich spät nachts wieder aktivieren, um ins Bett zu gehen. Das ist der Grund, warum abendliches Lümmeln auf dem Sofa nur wenig bis gar keinen wirklichen Erholungswert für uns hat. Vielmehr ist es Ausdruck unserer Erschöpfung. Anschließend fühlen wir uns meist sogar noch mehr gerädert.

In der Stunde vor dem Zubettgehen machen Sie am besten ausschließlich Dinge, die Sie entspannen, ruhig werden lassen sowie Körper und Geist auf den Schlaf einstellen und vorbereiten. Mit anderen Worten: aktivieren Sie den Parasympathikus und geben dem Sympathikus Signal, dass er nun Pause machen darf. Wenn Körper, Geist und Seele beruhigt und die »Motoren« runtergefahren sind, fällt es uns wesentlich leichter, in einen gesunden, erholsamen und tiefen Schlaf zu gelangen, denn wir sind schon vor dem Zubettgehen im Schlafmodus. Auf diese Weise vorbereitete Entspannung hat eine unvergleichbar stärkere und tiefere Wirkung. Dies gilt übrigens für jede Art der Entspannung: Wenn wir dem vegetativen Nervensystem die Zeit geben umzuschalten, kann jede Entspannung effektiver wirken. So auch im Urlaub: starten wir erst am zweiten oder dritten freien Tag in den Urlaub, ist er viel erholsamer, als wenn wir am letzten Arbeitstag abends zum Flieger hetzen und uns noch im Arbeitsmodus – mit aktiviertem Sympathikus – in den Urlaub stürzen. Unvorbereitet in entspannte Tage zu gehen, gibt dem Parasympathikus keine Chance, die Arbeit zu übernehmen. Geben Sie daher, ob im Urlaub oder abends vor dem Schlafen, Ihrem Nervensystem Zeit, umzuswitchen. Wenn Sie dann im Bett liegen und Ihre Augen schließen, kann der Parasympathikus direkt seine Arbeit erledigen und für Erholung und Regeneration sorgen.

Fassen wir zusammen: Tätigkeiten und Beschäftigungen, die unseren Puls beschleunigen, sind abends nicht anzuraten. Geeigneter sind Aktivitäten, die Sie mit Ruhe und Achtsamkeit ausführen können. So signalisieren Sie Ihrem Nervensystem, dass es Zeit ist, ruhig zu werden und zu entspannen. Aktivitäten wie Handarbeiten oder andere kreative Tätigkeiten zählen dazu. Auch das Schmökern in einem Roman ist denkbar, oder nehmen Sie ein warmes Schaumbad, kochen sich einen Kamillentee und trinken Sie ihn bei sanfter Musik. Lavendel- oder Sandelholzduft wirken beruhigend. Gerne können Sie ätherische Öle nutzen – als Kerze oder in einem Duftstövchen. Sie können auch einen kurzen Spaziergang machen, denn das bewusste Einatmen von frischer Luft kann hilfreich sein, sich zu beruhigen. Oder machen Sie ein leichtes Yoga-Workout. Achten Sie aber darauf, dass abendliche Workouts nicht in sportlichen Aktionismus ausarten, sodass Sie angeregt und beschwingt werden. Das wäre an dieser Stelle kontraproduktiv.

Es gibt eine Vielzahl hervorragender Apps und Podcasts, die ein sanftes Einschlafen unterstützen können. Ob Gute-Nacht-Geschichten, sanfte Musik, Naturgeräusche oder Meditationen – achten Sie darauf, dass das Angebot werbefrei ist. Während des Einschlafens oder Schlafens von Werbebotschaften suggestiv beeinflusst zu werden, ist nicht nur störend, sondern auch mental ungesund. Wenn Sie zwei Wochen jeden Abend, egal ob Arbeitstage oder freie Tage, zur selben Zeit ins Bett gehen, achtsam auf Ihr abendliches Programm achten und am nächsten Morgen etwa zur gleichen Zeit aufstehen, werden Sie schon bald merken, wie Sie sich Schritt für Schritt fitter und ausgeglichener fühlen. Und das geht in sämtliche Lebensbereiche über: Sie werden nicht nur fitter und entspannter sein, Sie werden fröhlicher sein und weniger reizbar. Sie werden einen klareren Kopf haben, um für Sie gute Entscheidungen treffen zu können. Ihre Aufgaben werden Ihnen leichter fallen und wieder mehr Freude bereiten.

Und seien Sie egoistischer in Bezug auf Ihren Schlaf! Für Ihre Selbstfürsorge sind allein Sie verantwortlich. Wenn Sie gegen 22 Uhr im Bett liegen möchten, vielleicht um noch eine halbe Stunde zu lesen oder einen Tee zu trinken, dann tun Sie das! Niemand kann von Ihnen zu dieser Uhrzeit noch ernsthafte Antworten und Reaktionen auf Chatnachrichten erwarten. Und wenn Ihre Familie noch unbedingt die Sendung zu Ende sehen, auf die Nachrichtensendung warten oder am PC arbeiten will, so ist das keine Verpflichtung für Sie, es ihnen gleich zu tun. Treffen Sie Ihre eigene gesunde Entscheidung und übernehmen Sie Verantwortung für Ihren Schlaf und Ihre Gesundheit.

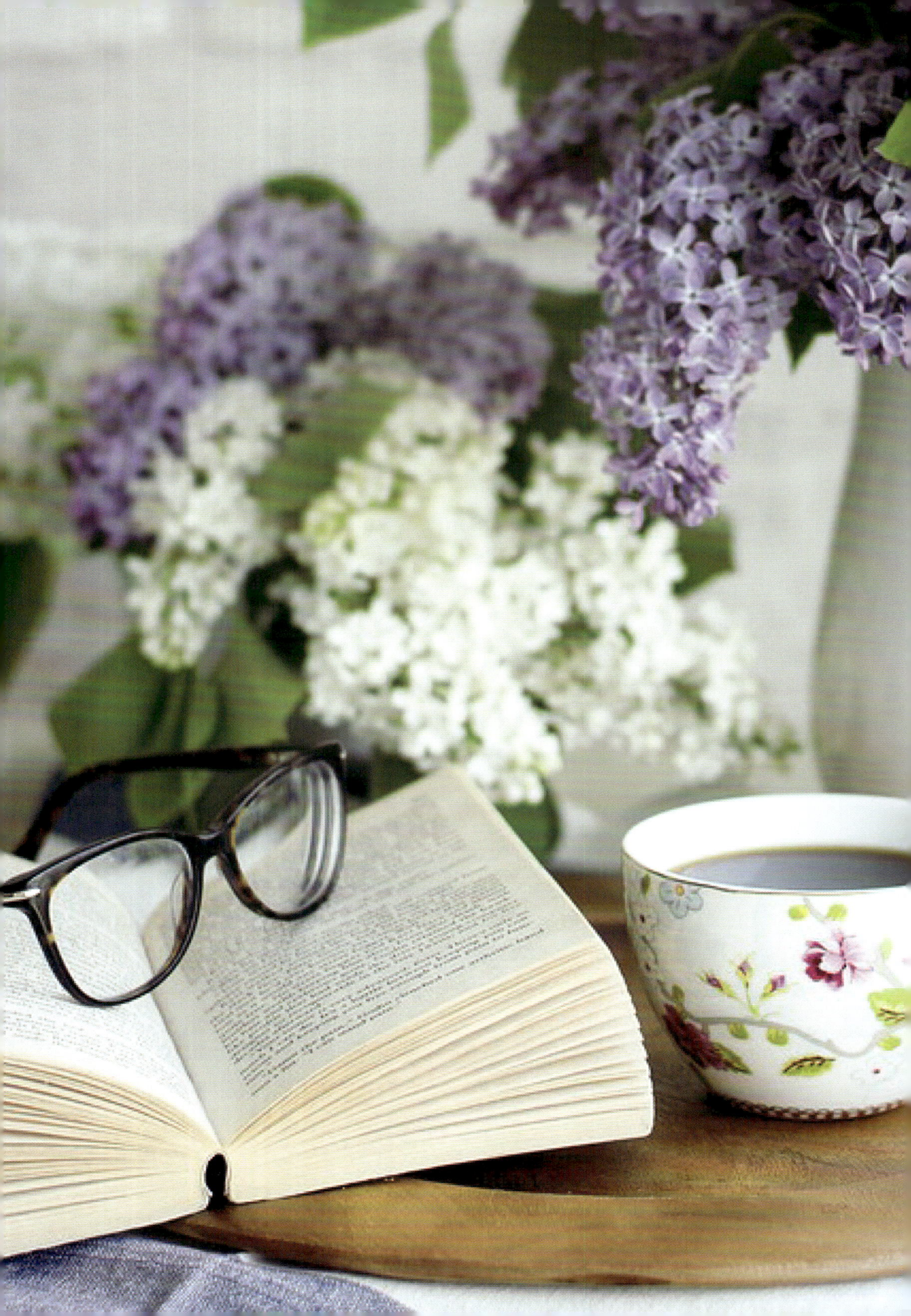

Eine der bekanntesten und besten Entspannungsmethoden: das Autogene Training

Das Autogene Training ist wohl eine der bekanntesten und am weitesten verbreiteten Entspannungsmethoden überhaupt. Es ist vielfältig einsetzbar – ob als Einschlafhilfe, Psychohygiene, meditative Pause, Selbstfürsorge, oder einfach, um abzuschalten, sich zu erholen und zu regenerieren. Die Technik des Autogenen Trainings, kurz AT, ist anerkannt besonders effektiv. Es kann einen gesunden Schlaf positiv beeinflussen, unterstützen und sicher auch ergänzen. Es ist jedoch kein Ersatz für Schlaf und sollte nicht dafür eingesetzt werden, um weniger schlafen zu müssen und noch mehr arbeiten zu können. Doch gerade für in Schichten Arbeitende oder für Eltern, die ein Baby versorgen, ist das Autogene Training eine wirkungsvolle Ergänzung zum Schlaf. Mit seiner Hilfe können wir Ruhe und Entspannung finden und uns mit neuer Energie versorgen – in so ziemlich jeder Lebenslage.

Beim AT werden zielgerichtet und bewusst körperliche Entspannungsreaktionen hervorgerufen. Entspannung geschieht hier also über Körperwahrnehmung. Es besteht aus 6 Grundübungen. Die ersten beiden AT-Übungen fokussieren die Körperempfindungen Schwere durch Muskelentspannung und Wärme, die zwei folgenden die Körperfunktionen der Atmung und des Herz-, bzw. Pulsschlages und die letzten die Körperbereiche Bauch bzw. Sonnengeflecht und den Kopf. Durch regelmäßiges Üben verstärkt und automatisiert sich die Wirkung des AT und führt zu tiefer Entspannung. Wenn wir uns körperlich entspannt und wohl fühlen, erleichtert uns das, uns auch seelisch ruhiger und ausgeglichener zu fühlen. Jeder von uns kennt den umgekehrten Fall: Fühlen wir uns gestresst, rebelliert unser Körper und reagiert beispielsweise mit Kopfschmerzen oder Magendruck und oft können uns diese Körpersignale in Unruhe und Aufregung versetzen. Stressempfinden und Körperreaktionen hängen eng zusammen und das gilt auch für das Empfinden von positiven Gefühlen wie Entspannung, Freude und Leichtigkeit.

Das Autogene Training funktioniert über Selbstsuggestionen: Indem Sie sich auf einzelne Körperwahrnehmungen konzentrieren, lösen Sie diese gleichsam aus. Dies bedarf zunächst viel und regelmäßiger Übung und Ausdauer – daher das Wort Training. Sie arbeiten mit Ihrer eigenen inneren Stimme – daher das Wort Autogen. Das bedeutet selbstverständlich nicht, dass Sie AT allein lernen müssen. Es gibt ein breites Kursangebot zum AT. In Gruppen führt Sie ein Gruppenleiter mit seiner Stimme durch die Übungen.

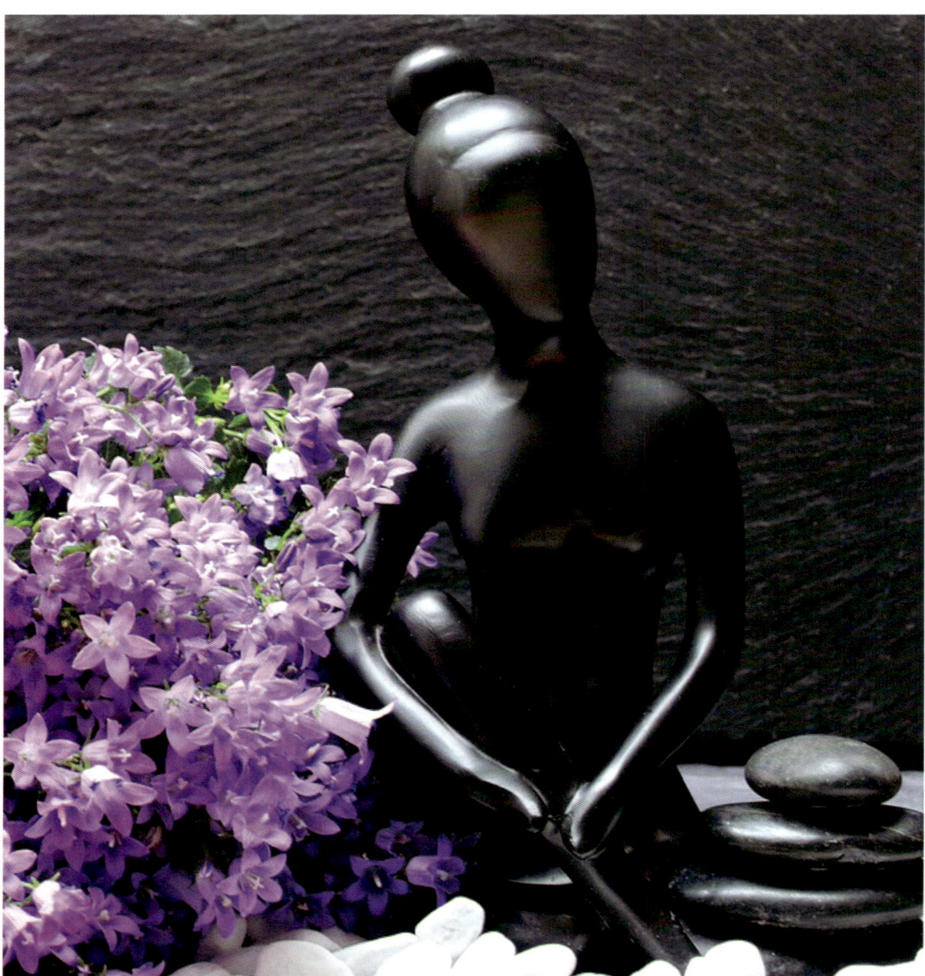

Der Erfinder des Autogenen Trainings war der Neurologe und Psychiater Professor Johann Schultz. Er lebte in den 1930er Jahren in Berlin. Bei seinen Patienten beobachtete Schultz während der Behandlung wiederkehrende Entspannungsmerkmale wie zum Beispiel Schwere-, und Wärmegefühle. Diese körperlichen Empfindungen nahm er ernst und entwickelte daraus die AT-Übungen, die zielgerichtet und bewusst diese Empfindungen herbeiführen. Schultz kehrte seine Beobachtungen also um: Was zuvor nur Nebeneffekt oder Folge seiner Behandlungen war, sollte nun bewusst ausgelöst werden, um so Entspannung zu erreichen. Autogenes Training basiert auf beobachtbaren körperlichen Reaktionen und Abläufen. Diese körperlichen Abläufe und Reaktionen sind alle physiologisch erklär- und messbar. Beispielsweise beruht die empfundene Schwere auf Muskelentspannung und die Wärme auf der Erweiterung von Blutgefäßen. Es sind also keine Einbildungen und es passiert auch keine Zauberei oder irgendetwas Magisches oder Übernatürliches. Bei Übenden konnte zum Beispiel ein deutlicher Anstieg der Körpertemperatur gemessen werden.

Die Selbstsuggestion des AT baut sich in sogenannten Formeln auf, aus denen die Übungen bestehen. Diese Formeln sind kurze Sätze und dienen als eine Art Brücke: sie sollen uns helfen, mit unserer Aufmerksamkeit von unserem Kopf und Denken zu unserer Wahrnehmung und unseren Empfindungen zu gelangen. Wir brauchen Vorstellungen wie ein Geländer, um unsere Aufmerksamkeit zu lenken, sodass unser Geist weniger abgelenkt wird und zu anderen Gedanken »flüchtet«. Die Formeln können mit Hilfe von Bildern noch unterstützt werden. Bilder erreichen unsere Seele grundsätzlicher, direkter, tiefer und nachhaltiger als bloße Worte es könnten. Bei der Wärmeübung könnte man sich vorstellen, man säße an einem Kamin, in eine warme Decke gekuschelt oder auf einer Wiese und genießt die wärmenden Sonnenstrahlen. Diese Bilder verstärken die Wirkung der Formeln. Nach und nach werden die Formeln über einen Übungszeitraum von mehreren Wochen gekürzt. Heißt es anfangs noch »Mein rechter Arm ist wohlig warm« und wird auf die vier Gliedmaßen einzeln eingegangen, so heißt es später nur noch »Meine Arme sind wohlig warm«. Dem AT-Profi reicht es dann, »Wärme« als Formel zu verwenden. Er hat es durch regelmäßiges und ausdauerndes Üben geschafft, seinen Geist zu fokussieren und zu sammeln und erreicht in kürzerer Zeit einen tiefen Entspannungszustand, der gleichsam auf Körper und Seele wirkt. Diese Wirkung hat er automatisiert und vertieft.

Doch müssen die Formeln nicht sklavisch durchgezählt und zeitlich genau nach Plan eingehalten werden, auch wenn es dafür, vor allem für den Anfang, Vorgaben gibt. All das sind Wegweiser, Richtwerte. Viel wichtiger ist es, die Formeln positiv und gegenwartsbezogen zu formulieren. Also »Mein Arm ist warm« und nicht »Mein Arm wird warm« oder »ist nicht kalt«. Später lassen sich sogar eigene, aktuelle Bedürfnisse in Form von stärkenden oder beruhigenden Suggestionen in das AT einbauen. Ziel beim Üben des AT ist es, die Grenze zwischen Bewusstsein und Schlafen zu erreichen, einen meditativen Zustand voller tiefer Entspannung und Ruhe. Es ist nicht schlimm, in die eine oder andere Richtung zu kippen, zum Beispiel beim Üben einzuschlafen oder die grübelnden Gedanken nicht aus dem Bewusstsein zu bekommen. Das kann passieren. Ärgern Sie sich nicht. Zum einen ist das ein Zeichen, wie bitter nötig Sie Entspannung haben. Zum anderen ist es völlig in Ordnung, dann zu einem späteren Zeitpunkt noch mal zu üben. Wenn Sie sich ärgern, ist die Entspannung auf zweifache Weise hinüber. Stattdessen können Sie Störungen bewusst ins AT mit einbauen: Statt sich über Geräusche oder Gedanken zu ärgern, gehen Sie mit Ihrer Aufmerksamkeit bewusst zu der Störquelle und pendeln dann wieder zurück zum AT. Einzutauchen in die Entspannung und dieses Level zu halten, braucht Übung, Regelmäßigkeit und Ausdauer.

Im Anschluss an das AT-Üben ist es wichtig, den Kreislauf wieder anzukurbeln. Dies wird Zurücknehmen genannt. Dieser Schritt ist unerlässlich, um wieder klar zu werden. Zwar sorgt die letzte Übung – die Kopfübung des AT – bereits für Erfrischung. Doch nach den Übungen ist es wichtig, tief durchzuatmen, sich zu strecken und zu recken. Ohne das fühlt man sich vielleicht wie »neben« sich und ist nicht ganz da. Den Kreislauf zu aktivieren nach einer tiefen Entspannung bringt uns wieder in die Balance. Vergessen Sie nicht: wir brauchen beides: Aktivität und Ruhen, An- und Entspannung.

Regelmäßiges, tägliches Üben ist wichtig, um die Wirkung des AT zu verstärken und zu automatisieren. Nehmen Sie sich daher täglich einmal oder vielleicht sogar zweimal etwa eine halbe Stunde Zeit, um das AT zu üben. Diese zeitliche Investition wird sich schon bald auszahlen! Denn durch Regelmäßigkeit und Ausdauer ist eine langfristige Konditionierung zu erreichen. Anfangs braucht es noch diese Zeit. Allmählich werden Sie merken, dass Sie die Formeln kürzen und bald vielleicht sogar ganz weglassen können, und einzelne Bilder oder Worte ausreichen, um eine tiefe Wirkung zu erzielen. Anfangs ist es hilfreich, unter optimalen und konstanten Bedingungen zu üben, wie auf einem angenehmen Stuhl und in einem ruhigen Zimmer. Finden Sie einen Zeitpunkt in Ihrem Tagesablauf und schaffen Sie sich einen Ort, an dem Sie gut und ungestört für 30 Minuten üben können. Achtung: Im Bett zu üben ist ungeeignet, es sei denn Sie wollen das AT als Einschlafhilfe nutzen – dann lassen Sie die letzte Übung, die Kopfübung weg. Im Bett sind wir auf Schlafen programmiert. Üben Sie besser auf einem Stuhl, auf dem Sie gut aufrecht sitzen können und mit Ihren Füßen bequem den Boden erreichen – ansonsten helfen Sie sich mit einem Hocker oder einem dicken Kissen nach. Sie können auch auf einer Decke oder einer Matte auf dem Boden üben. Später sind optimale Bedingungen nicht mehr so bedeutsam. Da lässt sich AT dann auch auf dem Zahnarztstuhl, in der U-Bahn oder kurz vor der Klausur im Klassenzimmer anwenden.

Beim Autogenen Training geht es um den Effekt einer Langzeitwirkung. Sicher, es wirkt selbstverständlich von Anfang an beruhigend und entspannend. Durch das regelmäßige Üben wird die Wirkung verstärkt, das Erreichen einer tiefen Entspannung trainiert und mit immer weniger

Widerständen erreicht. Durch das AT wird nachhaltig Stress abgebaut, wir gewinnen neue Energie und der Lerneffekt und die Wirkungen gehen auch über das Üben hinaus. Daher ist es wichtig, mit dem Üben des Autogenen Trainings nicht erst mitten in Prüfungsphasen oder anderen belastenden Situationen zu beginnen und es als eine Art Notfallhilfe zu versuchen. Legen Sie los, dann haben Sie es in wenigen Wochen immer zur Hand, wenn Sie es brauchen!

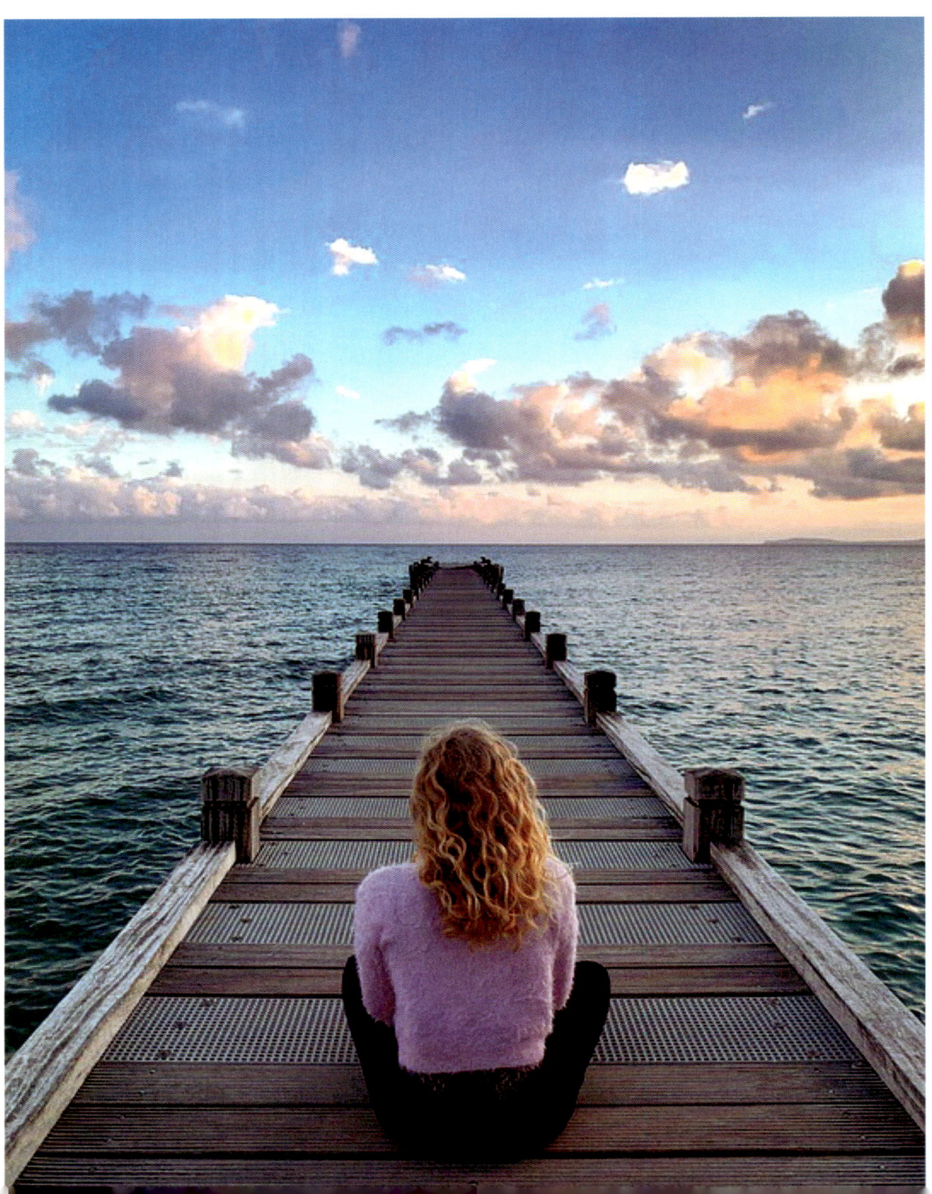

Erlernen Sie das Autogene Training nicht ausschließlich aus Büchern, von CDs, auf YouTube oder Ähnlichem, denn das ist mühsam und nicht ratsam. Es können sich Fehler einschleichen, Unsicherheiten oder Fragen entstehen, die nicht besprochen und geklärt werden können. Das kann den Effekt des AT vermindern oder gar verhindern, was dann meist zu Frust und einem Abbruch der Übungen führt. Eine AT-Gruppe und deren Leitung stärkt die Motivation zum Üben und klärt entstehende Fragen. Zudem ist eine sinnvolle Beurteilung der Unterlagen, der CDs, Bücher etc. ohne einen direkten AT-Lehrer oder eine AT-Lehrerin befragen zu können, für einen AT-Neuling schwierig. Ich empfehle, das Autogene Training in einem Kurs zu erlernen. Sie können sich ja vorab in einem Buch wie diesem oder im Internet über das AT informieren. Suchen Sie sich dann einen Kurs Ihrer Wahl heraus und buchen Sie ihn. Es gibt ein breites Kursangebot. Als Anfänger, aber auch, um das Erlernte aufzufrischen oder zu vertiefen, sind Kurse empfehlenswert. Wichtig ist, dass Sie sich in dem Kurs wohlfühlen, eine für Sie angenehme Lernatmosphäre vorhanden ist und Sie angeregt und motiviert werden, das Gelernte in Ihrem Alltag umzusetzen.

Das Autogene Training kann eine Wirkung entfalten, die über die bloße Technik zum Entspannen weit hinausgeht. Es kann eine Stütze sein, zu einer gesünderen und energiereicheren Haltung dem Leben gegenüber zu gelangen. Autogenes Training ist dabei oft der Anfang einer Reise, der erste Schritt. Es ist eine Art Tor zu einem bewussteren Umgang mit sich selbst und dem Leben. Über reine Körperwahrnehmungen führt sie zu tiefer Entspannung und kann eine tiefe emotionale Erfahrung sein. Beim AT geht es darum, den eigenen inneren Ort der Ruhe wiederzufinden, der über Jahre und viel Alltag und Stress hinweg vergraben wurde. Kinder kennen diesen Ort noch gut und ziehen sich an ihn zurück, wenn sie über allen Lärm und alle Hektik hinweg sich ganz auf eine Aufgabe, ein Spiel einlassen können und darin aufgehen. Wer das AT nur als Technik beherrschen will, wird sich nicht ganz einlassen können und schnell überfordert sein. Die Bereitschaft zum täglichen Üben muss da sein, sonst bleibt eine tiefe, langfristige Wirkung aus.

Ich habe Ihnen hier eine kleine Übung mitgebracht, die sich gut als Einstieg in das AT eignet, an sich aber keine AT-Übung ist. Sie ist gut dazu geeignet, das Gefühl der Schwere kennenzulernen, das ja auch im Mittelpunkt der ersten AT-Übung steht. Das Fokussieren auf Körperprozesse während des AT wird Ihnen leichter fallen, wenn Sie sich vorher etwas vertraut mit ihnen machen.

Legen Sie sich bequem auf Ihre Matte oder Decke, die Sie vorher auf dem Boden ausgebreitet haben. Vielleicht mögen Sie noch eine zweite Decke hinzunehmen, um sich damit zuzudecken. Wir geben während Entspannung Wärme ab, und mit einer Decke können wir verhindern, dass wir frieren. Spüren Sie, ob noch irgendetwas drückt oder umsortiert werden muss, so dass Sie gut liegen können. Dann schließen Sie Ihre Augen und gehen mit Ihrer Aufmerksamkeit auf Ihre Nasenspitze. Wandern Sie mit dem Atem durch Ihre Nase, durch den Rachen, bis zu Ihrem Brustkorb, der sich gleichmäßig hebt und senkt. Verweilen Sie einen Moment.

Nun spüren Sie in Ihren rechten Arm hinein, wie er da so ruhig neben Ihnen liegt und sanft den Boden berührt. Schicken Sie Ihren Atem durch ihn hindurch: Durch Ihre rechte Schulter in den Oberarm, weiter in Ihren Unterarm bis zu Ihrer Hand. Spüren Sie Ihre Fingerspitzen?

Heben Sie nun Ihren rechten Arm ein kleines Stückchen vom Boden hoch und halten Sie diese Spannung einen Moment. Sie merken, wie schwer Ihr Arm ist, was für ein enormes Gewicht Sie da immer mit sich herumtragen. Lassen Sie ihn nach wenigen Minuten wieder langsam nach unten sinken. Ganz langsam. Wie fühlt sich Ihr Arm jetzt an? Wandern Sie noch einmal mit Ihrer Aufmerksamkeit durch ihn hindurch und spüren Sie genau hin, wie angenehm entspannt er jetzt wieder neben Ihnen liegt.

Gehen Sie nun mit Ihrer Aufmerksamkeit zurück in Ihre rechte Schulter, hinüber über den Brustkorb zu Ihrer linken Schulter. Spüren Sie auch hier, wie Ihr linker Arm ruhig neben Ihnen liegt, wie er den Boden berührt. Schicken Sie Ihren Atem durch Ihre Schulter, in Ihren Oberarm, Ihren Unterarm entlang und über die Hand bis zu den Fingerspitzen. Heben Sie nun Ihren linken Arm ein Stückchen vom Boden hoch und halten Sie diese Spannung. Wie fühlt sich Ihr Arm an? Merken Sie, wie schwer er ist? Lassen Sie ihn nach einer Weile wieder ganz langsam hinunter auf den Boden sinken und legen Sie ihn sanft ab. Spüren Sie durch ihn hindurch, wie er sich jetzt anfühlt. Und genießen Sie noch eine Zeitlang dieses warme, gute Gefühl der Schwere.

Nun atmen Sie ein paar Mal bewusst tief ein und aus, spannen Ihre Hände ein paar Mal fest zur Faust, strecken sich und machen Ihre Augen wieder vorsichtig auf, um wieder ganz in Ihrer Wohnung zu sein. Richten Sie sich dann seitlich wieder auf.

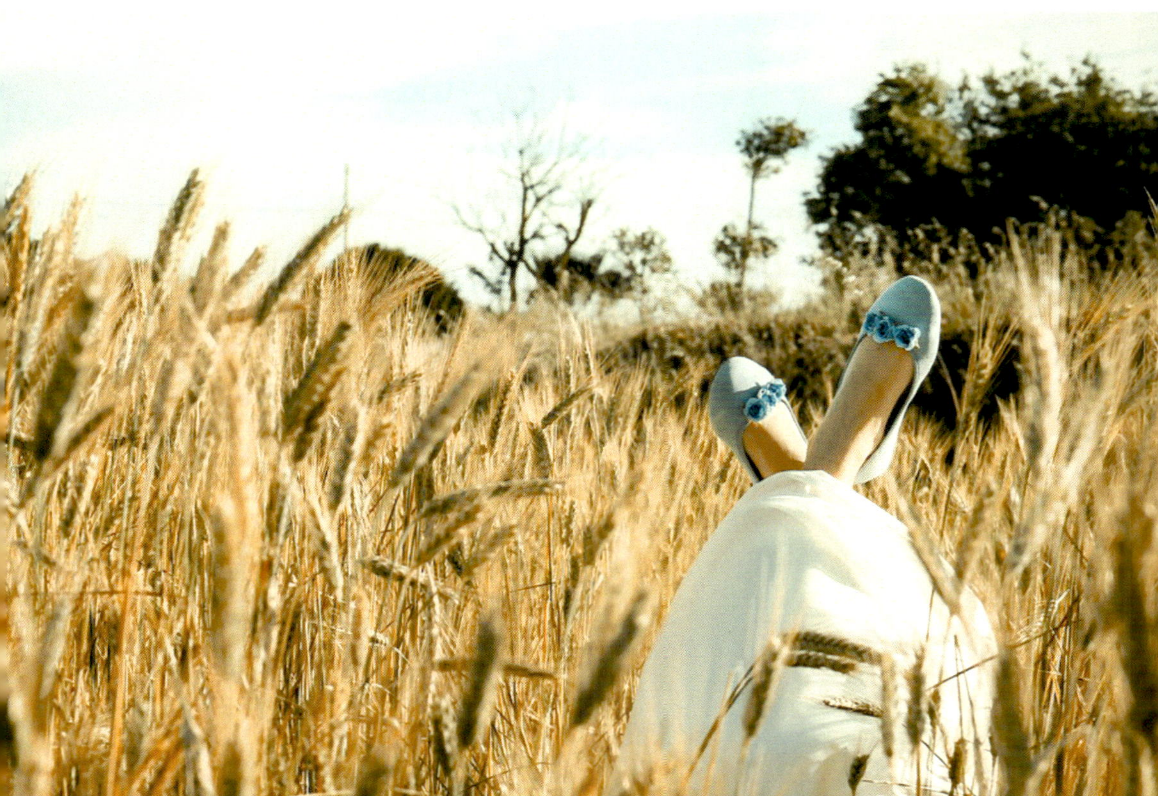

Die sechs Übungen des Autogenen Trainings

Im Folgenden gebe ich Ihnen einen Überblick über die Übungen des Autogenen Trainings. Die Schwereübung, die erste Übung des AT, entspannt die Muskeln. Durch Stress spannen sich unsere Muskeln an. Das können Sie leicht an sich beobachten: Achten Sie mal auf Ihre Schultern, ob sie locker hängen oder doch eher bis fast an die Ohren gehoben sind. Gestresst halten wir Muskeln fest, die wir im akuten Moment nicht wirklich brauchen. Oft unmerklich, doch für AT-Profis gut aufspürbar. Im Schlaf passiert das Gegenteil: Hier sind unsere Muskeln besonders entspannt und gelöst. Während der ersten Übung des AT entspannen die Muskeln – dies wird als Schwere empfunden. Durch die Hinwendung unserer Aufmerksamkeit zu unserem Körper, nehmen wir dessen Eigenschwere wahr. Wenn durch die Übung neben den Muskeln auch unsere Nervenbahnen gleichsam entspannen, entsteht eine Leichtigkeit, die so gesehen eine besonders tiefe Schwere ist. Die AT-Übungen werden eingeleitet und getrennt durch die Ruheformel, die den Übenden auf die weiteren Übungen einstimmt.

Die Wärmeübung ist die zweite Übung des AT. Wenn sich unsere Muskeln und Nervenbahnen entspannen, können sie die Gefäße öffnen und sich weiten, so dass die Durchblutung erleichtert ist. Das Blut bringt Wärme mit sich, die wir während der Übung spüren können. Wichtig ist eine wohlige, angenehme Wärme, keine Hitze. Die Formel muss entsprechend formuliert sein. Erleichtern können Sie sich diese Übung, indem Sie sich in eine warme Decke kuscheln. So helfen Sie Ihrem Körperempfinden gleichsam auf die Sprünge und es fällt dann leichter, sich auf die entsprechende Wahrnehmung zu fokussieren. Auch mit Hilfe Ihrer Phantasie können Sie die Wirkung der Übung verstärken, indem Sie sich eine Situation vorstellen, in der Sie sich wohlig warm fühlen – ein warmer

Sandstrand, ein Kamin etc. Oder stellen Sie sich eine warme Farbe wie Rot oder Orange vor.

Die dritte Übung ist die Atemübung. Sie kann auf vielerlei Weisen vermittelt und angewendet werden. Unser Atem reagiert unmittelbar auf unsere körperlichen Aktivitäten wie zum Beispiel Sport oder auch ruhiges Sitzen. Er reagiert aber auch auf emotionale Bedingungen wie Stress, Angst, Wut oder Trauer. Wir atmen in solchen Situationen eher kurzatmig, flach und schnell. Die Folge davon ist eine reduzierte Sauerstoffversorgung. Doch Sauerstoff ist unser Treibstoff. Und unser Körper braucht für seine Arbeit viel Energie, um leistungsfähig zu bleiben. Unser Atem versorgt uns mit unserem Treibstoff Sauerstoff. Je tiefer und ruhiger der Atem ist, desto besser ist die Versorgung. Eine ruhige, tiefe Atmung wirkt vitalisierend und ist regenerativ. Dabei geht es im Autogenen Training nicht darum, den Atem zu manipulieren, bewusst zu steuern oder zu kontrollieren. Sondern vielmehr geht es darum, sich der Atembewegung zu überlassen, sie gleichsam zu beobachten. Durch die Ruhe wird die Atmung tiefer und intensiver. Diese Übung ist ein Einlassen, während der Übende bei den beiden ersten Übungen etwas gezielt bewirkt. Bei der Atemübung können wir uns unsere Phantasie wieder zu Hilfe nehmen und Bilder imaginieren. Dies verstärkt die Wirkung und erleichtert die Übung. Schließlich lassen sich die Formeln der Atemübung reduzieren, und wir können uns ganz auf das Bild einlassen. Das Bild sollte etwas Ruhiges, Gleichmäßiges darstellen, wie zum Beispiel eine Schaukel, ein Boot auf einem ruhigen See, Getreidefelder oder seichte Wellen an einem Strand – was immer Ihnen einfällt. Suchen Sie sich das Bild vor der Übung aus und achten Sie darauf, dass das Bild nichts Beunruhigendes oder Lautes enthält. Sie sollten sich mit dem Bild wohl fühlen, es muss für Sie etwas Positives ausdrücken.

Die Herzübung ist die vierte Übung des Autogenen Trainings. Das Herz ist das Kraftwerk in uns, was uns wunderbar versorgt. Es spült die Lebensenergie durch unseren Körper und sorgt unermüdlich für unsere

Kraft und Energie. Ziel der Übung ist es, diese Lebensenergie durch unseren Körper fließen und den Lebensrhythmus in sich zu spüren. Wahrnehmen können wir diesen Lebensfluss als Pulsschlag, zum Beispiel am Handgelenk oder am Hals. Wenn Sie zwei Finger aneinanderdrücken, können Sie ein Pulsieren spüren. Dieses Gefühl gilt es wahrzunehmen. Je ruhiger wir werden, je stiller es in uns wird, desto tiefer können wir diesen Rhythmus im ganzen Körper spüren. Diese Übung hat eine hohe Symbolkraft. Das Herz als unser Zentrumsteht im Fokus. Wir geben uns diesem Lebensfluss hin und spüren unsere Kraft.

Die fünfte Übung ist die Bauchübung oder auch Sonnengeflechtsübung genannt. Jeder von uns hat wohl schon erlebt, wie sehr unser Bauch mit unseren Emotionen verbunden ist. Bei Aufregung oder Anspannungen bekommen wir Magenkribbeln oder Darmprobleme. Vor Prüfungen oder anderen wichtigen Momenten gehen wir öfter zur Toilette oder haben keinen oder gesteigerten Appetit. Das Element der Bauchübung ist ein großer Nervenknoten, der unterhalb des Brustbeines sitzt. Er bestimmt die Organe des Bauchraums wie Magen, Leber, Milz etc. in ihren Reaktionen. Dieser Nervenknoten wird Sonnengeflecht genannt, da er an das Bild einer Sonne erinnert – von ihm gehen Nervenfasern strahlenförmig ab. Die wärmende Sonne ist ein schönes Bild, das wir in die Übung mitnehmen können. Wir haben das Sonnengeflecht alle schon mal gespürt, zum Beispiel beim Aufzugfahren, wenn der Fahrstuhl in einer Etage anhält oder beim Achterbahnfahren. Das Ziel der Übung ist es, in diesem beschriebenen Raum Wärme strömen zu spüren. Das ist eine bewegte Wärme, die sich im Bauchbereich ausbreitet. Wir können dabei an ein Bild der Sonne denken, als ob eine wärmende Sonne in uns ist oder ihre Sonnenstrahlen auf unseren Bauch scheinen und ihn angenehm wärmen. Der Nebeneffekt dieser Übung ist, dass die Darmperistaltik angeregt wird – ein Glucksen im Darm bei Entspannung ist also völlig normal und nichts Negatives. Es zeigt vielmehr den positiven Entspannungszustand. Auch diese Übung kann eine starke mentale Wirkung auf uns haben. Wir sind verbunden mit unserer Kraftquelle und können sie jederzeit anzapfen.

Die letzte Übung des Autogenen Trainings ist die Kopfübung, die das AT abrundet und uns wieder frisch und klar werden lässt. Sie hilft, die Achtsamkeit und Aufmerksamkeit zu steigern und gegen Müdigkeit. Sie braucht also abends nicht unbedingt angefügt werden. Der Körper ist durch die Entspannung gut gewärmt und der Kopf wird kühl und frisch – so entstehen Balance und Klarheit. Aus dieser Klarheit heraus ist ein anderes Handeln möglich – bewusster, ruhiger und entspannter. Vom hochroten, überaktiven Kopf gelangen wir zum klaren, ruhigen Kopf. Nicht ein bewusstes Nachdenken, heftiges Agieren oder angestrengtes Grübeln stehen dabei im Vordergrund, sondern eine klare, ruhige und geduldige Achtsamkeit. Auch bei dieser Übung können uns Bilder unterstützen. Wir können uns vorstellen, wie ein leiser, sanfter Windhauch über unsere Stirn weht oder uns an das Gefühl erinnern, wenn wir unsere Stirn gegen eine angenehm kühle Fensterscheibe lehnen. Gerade in Zeiten der Energielosigkeit, der Überforderung und der Ruhelosigkeit schafft das Abrunden der AT-Übungen mit der Kopfübung eine wohltuende Balance. Wir sind entspannt und haben einen klaren, freien Kopf.

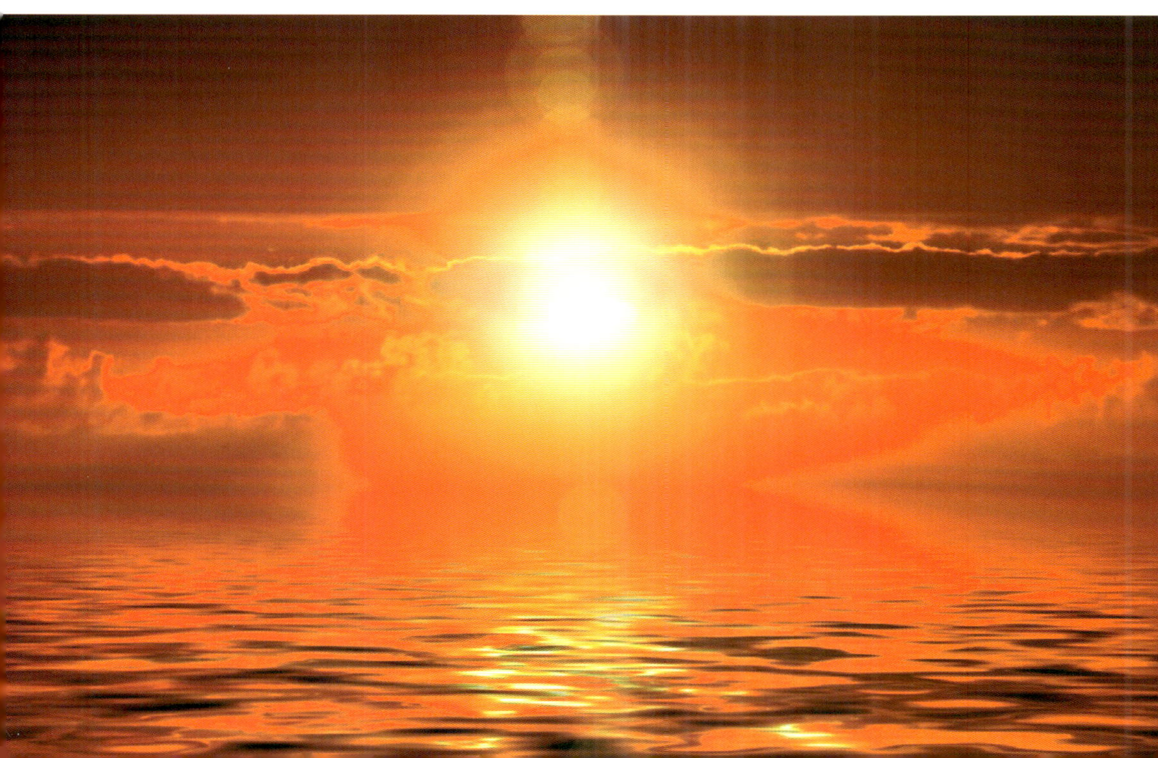

Zusammenfassung für mehr Power und Gesundheit im Leben

Neben regelmäßiger sportlicher Betätigung und Alltagsbewegung sowie einer guten Schlafhygiene sind insbesondere die Ernährungsweise und die Darmflora wichtig für unseren Körper. Nur wenn unser Lebensstil gesundheitsbewusst ist, gehen wir gesund und voller Energie durchs Leben. Vorzeitige Alterung, Unwohlsein und Stoffwechselstress müssen nicht sein, wenn unsere Körperzellen gesund und optimal versorgt sind. Besonders wichtig für die Kraftwerke (Mitochondrien) in unseren Zellen sind Vitamine der B-Gruppe, Aminosäuren und natürlich Co-Enzyme. Wir brauchen Energiequellen und müssen uns vor Energiedieben schützen. In Enzym-Hefezellen stecken viele Elixiere für unsere Mitochondrien. Besonders schlecht für die Zellatmung und Gesunderhaltung sind übermäßiger oxidativer Stress, Sauerstoffmangel, Fehlernährung, Schlafmangel und Stress. Durch die gezielte Nahrungsauswahl, eine gesunde Lebensführung und gezielte Nahrungsergänzung auf Basis natürlicher Quellen geht es unseren Zellen besonders gut und das merken wir dadurch, dass wir energieladen und gesund sind.

Energiediebe	Energiequellen
Ungesunde Ernährungsweise	Gesunde, ausgewogene Ernährungsweise
Lärm	Gute Schlafhygiene
Stress	Entspannung
Alkohol	Hafer
Nikotin	Ballaststoffe / Präbiotika
Antibiotika	Probiotika
Fast Food	Frisches Gemüse und Obst
Süßigkeiten	Nüsse
Süßstoffe	Aminosäuren
Zucker	Deutscher Bienenhonig
Fertigprodukte und verarbeitete Lebensmittel	Frischkost aus kontrolliert ökologischem Anbau
Limonade und Cola	Gemüsesaft, Tee, Kaffee und Mineralwasser
Künstliche hochdosierte Vitamin-Isolate	Nahrungsergänzungsmittel auf natürlicher Basis (z.B. Enzym-Hefezellen)
Künstlicher hochverarbeiteter Fleischersatz	Hülsenfrüchte, Pilze und Samen
Natrium Glutamat und Salz	Natürliche Lebensmittel, Kräuter und Gewürze

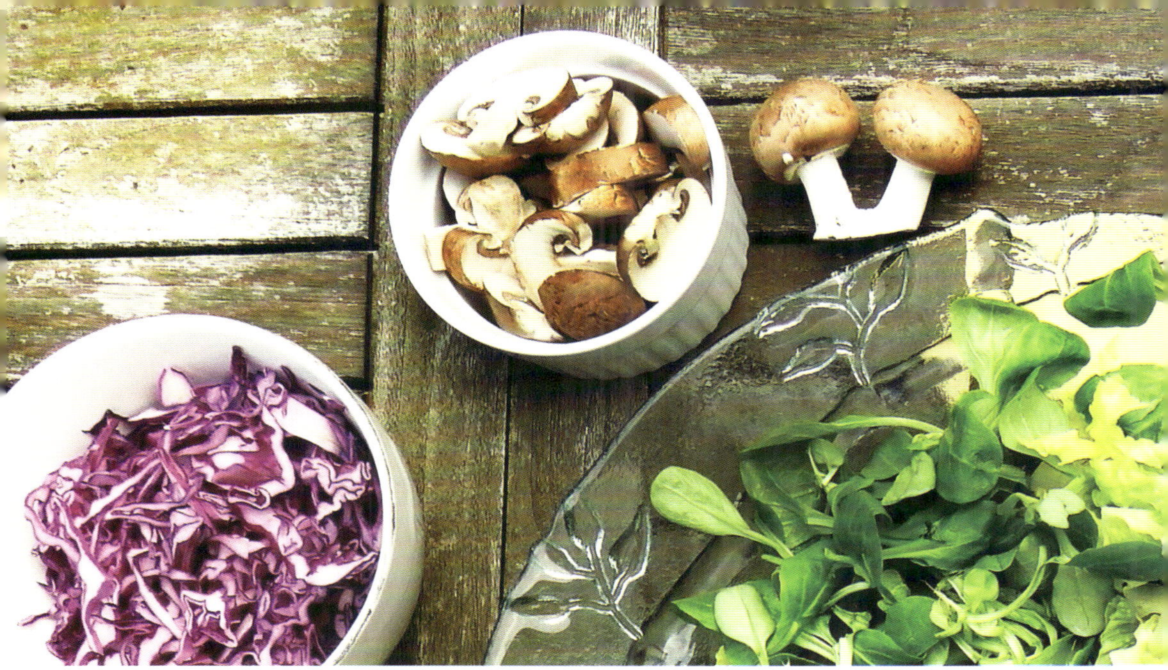

»Der Buddha hielt seine Schüler zu gesunder Ernährung an. Deshalb sollten auch wir darauf achten.«

Dalai Lama (*1935), Geistiges und politisches Oberhaupt der Tibeter – der Dalai Lama wurde 1989 mit dem Friedensnobelpreis ausgezeichnet.

Powerrezepte – Ernährungsumstellung für mehr Gesundheit, Wohlbefinden und Energie

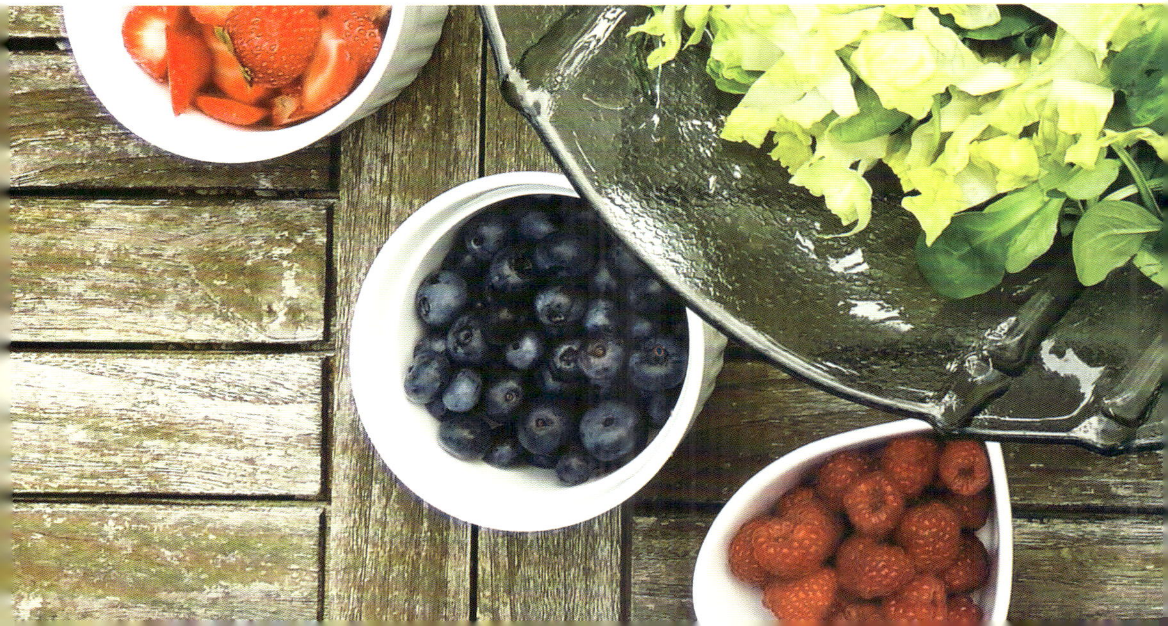

Powerrezepte

Ich habe für Sie einige Powerrezepte zusammengestellt, die für eine optimale Energieversorgung sorgen, und die Ihr Wohlbefinden, Ihre Aktivität und Gesundheit fördern. Die Rezepte sind jeweils für eine Portion ausgelegt.

Power Mittagessen: Wildlachs mit Kräuterpellkartoffeln und Blumenkohl mit geröteten Mandeln und Brösel

Lebensmittel	Menge	Energie	Kohlenhydrate
Wildlachs roh	100 g	180,0 kcal	0,0 g
Pellkartoffeln	200 g	141,0 kcal	30,0 g
Blumenkohl	250 g	56,8 kcal	5,8 g
Zitronensaft	5 g	1,9 kcal	0,2 g
Rapsöl	10 g	88,4 kcal	0,0 g
Kräutermischung	10 g	4,5 kcal	0,6 g
Mandel-Blättchen	10 g	59,0 kcal	0,6 g
Paniermehl	5 g	17,9 kcal	3,7 g

Grobes Meersalz, frisch gemahlener Pfeffer

549,5 Kilokalorien

ZUBEREITUNG: Den Lachs mit Zitronensaft beträufeln und mit grobem Meersalz bestreuen. In Rapsöl von beiden Seiten kurz anbraten. Aus der Pfanne nehmen und mit frisch gehacktem Dill bestreuen. Der Lachs sollte nicht mehr glasig sein und auch nicht vollständig durchgegart. Die

Kartoffeln als Pellkartoffeln garen und pellen, mit grobem Meersalz und frisch gehackten Kräutern (Petersilie) bestreuen. Den Blumenkohl putzen und in Röschen teilen. In Salzwasser mit einem Spritzer Zitronensaft kurz garen. Der Blumenkohl sollte bissfest bleiben. In einer Pfanne Paniermehl und Mandelblättchen kurz trocken anrösten und über den Blumenkohl geben. Alles auf einem Teller zusammen anrichten.

Power-Tipp: Dazu passt eine leichte (kalte oder warme) Zitronen-Joghurt-Soße

Power-Hinweis: Bitte verwenden Sie frischen oder tiefgefrorenen Wildlachs, da dieser deutlich mehr lebenswichtige Omega-3-Fettsäuren, die für unsere Gehirnfunktion wichtig sind, enthält.

Power-Frühstück: Hafer-Apfel-Müsli mit Trauben

Kernige Haferflocken	50 g	177,2 kcal	29,8 g
Kuhmilch, 1.5% Fett	200 g	96,1 kcal	9,6 g
Apfel	130 g	79,2 kcal	18,7 g
Weintrauben	100 g	69,6 kcal	15,2 g
Leinsamen	20 g	88,9 kcal	1,5 g
Zimt			

511 Kilokalorien

ZUBEREITUNG: Die Haferflocken und die Leinsamen kurz in der Pfanne trocken anrösten. Den Apfel heiß waschen, Gehäuse entfernen und dann in kleine Würfel schneiden. Die Weintrauben halbieren und eventuell Kerne entfernen. Alle Zutaten mischen und mit Zimt bestäuben.

Power-Tipp: Wer es etwas süßer mag, kann das Müsli mit einem Teelöffel Deutschem Bienenhonig süßen.

Power-Hinweis: Haferflocken enthalten wertvolle Beta-Glukane, die den Blutzuckerspiegel milde ansteigen lassen und damit kontinuierlich über lange Zeit Energie zur Verfügung stellen. Zimt ist als Blutzuckerregulator bekannt. Leinsamen enthalten wertvolle Fettsäuren, die für die Funktion unseres Stoffwechsels und des Gehirns wichtig sind.

Power-Abendessen: Rohkost mit Walnüssen

Rapsöl	20 g	176,9 kcal	0,0 g
Kohlrabi	100 g	24,9 kcal	3,7 g
Apfel	100 g	60,9 kcal	14,4 g
Karotte	100 g	32,7 kcal	6,8 g
Blütenhonig	5 g	15,3 kcal	3,8 g
Zitronensaft	5 g	1,9 kcal	0,2 g
Walnuss	10 g	71,4 kcal	0,6 g
Chili			

384,1 Kilokalorien

ZUBEREITUNG: Kohlrabi, Apfel, Karotte waschen, putzen und in feine Streifen schneiden, den Apfel mit Zitronensaft beträufeln. Die Walnuss hacken. Alle Zutaten mit Rapsöl, Zitronensaft und Honig vermischen. Mit Chili – nach Geschmack – abschmecken.

Power-Tipp: Verwenden Sie kaltgepresstes Rapsöl, das besonders viele wichtige ungesättigte Fettsäuren und Vitamine enthält, die Ihre Zellen benötigen.

Power-Hinweis: Dazu passt Vollkornbrot. Essen Sie zur Rohkost zwei Scheiben Vollkornbrot. Besonders lecker, aromatisch und verträglich ist Vollkornbrot, wenn Sie es einmal kurz toasten. Das bringt ungeahntes Aroma und duftet wunderbar.

Power-Obst-Salat

Kiwi	70 g	38,0 kcal	6,4 g
Apfel	75 g	45,7 kcal	10,8 g
Haselnuss	20 g	130,0 kcal	1,2 g
Weintrauben	75 g	52,2 kcal	11,4 g
Haferflocken	10 g	35,4 kcal	6,0 g
Joghurt, 1.5% Fett	200 g	98,5 kcal	9,0 g
Blütenhonig	10 g	30,7 kcal	7,5 g
Vanillemark			
430,4 Kilokalorien			

ZUBEREITUNG: Den Apfel heiß waschen, das Gehäuse entfernen und in feine Streifen schneiden, mit Kiwischeiben und geviertelten entkernten Weintrauben mischen. Die Haferflocken und Nüsse gehackt trocken in der Pfanne kurz anrösten. Alle Zutaten vermischen und mit Honig und Vanille abschmecken.

Power-Tipp: Wenn Sie es etwas geschmacksintensiver mögen, verwenden Sie die Apfel-Sorte Boskop und geben einige Spritzer Limettensaft dazu. Deutscher Bienenhonig wird ohne Erhitzung aus den Waben geschleudert. Dadurch enthält er mehr gesunde Inhaltsstoffe.

Power-Hinweis: Das Joghurt ist reich an probiotischen Milchsäurebakterien, die die gesundheitsförderliche Darmflora unterstützen. Eine gesunde Darmflora beugt Depressionen vor und fördert die Abwehrkräfte.

Power-Gesund-Drink

Kefir, fettarm	200 g	72,2 kcal	7,5 g
Kokosnuss-Raspeln	10 g	64,0 kcal	0,8 g
Haferflocken	10 g	35,4 kcal	6,0 g
Himbeeren	100 g	33,9 kcal	4,8 g

205,5 Kilokalorien

ZUBEREITUNG. Kefir, Haferflocken, Kokosraspeln und Himbeeren gründlich pürieren.

Power-Tipp: Wenn Sie mehr Süße brauchen, können Sie mit einem Teelöffel Deutschem Bienenhonig süßen.

Power-Hinweis: Kefir ist reich an probiotischen Hefen und Bakterien. Beides ist wichtig für die Gesunderhaltung Ihrer Darmflora. Kokosraspeln, Himbeeren und Haferflocken sind reich an Ballaststoffen, die für eine milde Blutzuckersteigerung sorgen und kontinuierlich Energie zur Verfügung stellen.

Power Smoothie

Apfel	70 g	42,7 kcal	10,0 g
Kiwi	70 g	38,0 kcal	6,4 g
Banane	70 g	62,7 kcal	14,0 g
Birne	50 g	26,1 kcal	6,2 g
Grapefruit	50 g	21,9 kcal	3,7 g
Karotte 7	0 g	22,9 kcal	4,8 g
Leinsamen	10 g	44,5 kcal	0,8 g
Zitronensaft	5 g	1,8 kcal	0,2 g

260,5 Kilokalorien

ZUBEREITUNG: Den Apfel heiß waschen und das Gehäuse herausschälen. In kleine Stück schneiden, die Kiwi schälen und ebenfalls kleinschneiden, die Banane schälen und in Scheiben schneiden, die Birne waschen, schälen, das Gehäuse entfernen und in Stücke schneiden, die Grapefruit schälen und in Stücke schneiden. Die Karotte putzen und in Scheiben schneiden. Alle Zutaten vermischen und mit Zitronensaft beträufeln. Alle Zutaten mit den Leinsamen gründlich pürieren. Fertig ist der Smoothie – schmeckt frisch und gekühlt am besten.

Power-Tipp: Im Sommer können Sie einige Eiswürfel mitpürieren. Sie können auch andere Obstsorten wie beispielsweise Beeren verwenden und anstatt Karotte auch Gurke oder Kohlrabi. Anstatt Leinsamen können Sie auch Sesam verwenden.

Power-Hinweis: Die Obstsorten enthalten reichlich Vitamine und Mineralstoffe, die lebenswichtig sind und unsere Gesundheit erhalten.

Autorinnen und Autoren

Gabriela Zingerle

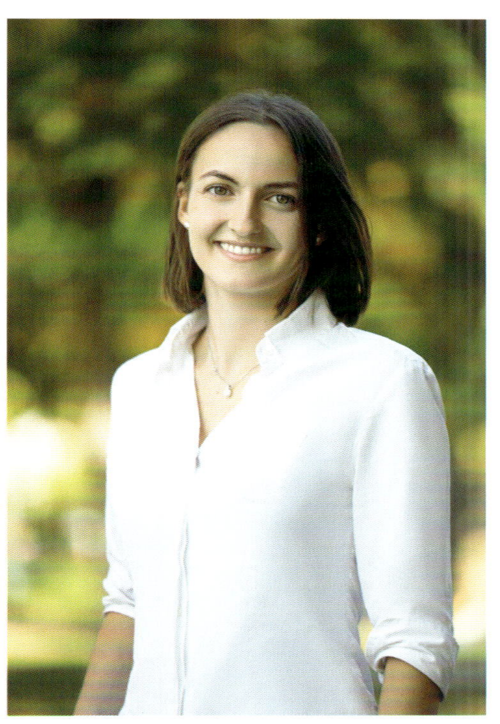

Gabriela Zingerle, BSc., 1999 in Südtirol geboren, ist ausgebildete Diätologin und Ernährungswissenschaftlerin. Ihren Bachelor in Ernährungswissenschaften hat sie 2021 an der Universität Wien abgeschlossen und anschließend den Weiterbildungslehrgang *Angewandte Ernährungstherapie* in St. Pölten (AT) besucht. Derzeit befindet sie sich im Masterstudium *Ernährungswissenschaften* mit Schwerpunkt auf Public Health.

Im Zuge ihrer Ausbildung liegt der jungen Diätologin vor allem die Förderung eines gesunden und aktiven Lebensstils in allen Lebensbereichen und -abschnitten am Herzen. Diesen versucht sie auch selbst so gut es geht in ihrem eigenen Leben umzusetzen und somit vorzuleben. Denn als ausgebildete Expertin sind ihr die Zusammenhänge vor allem zwischen einer gesundheitlich förderlichen Ernährung und dem eigenen Wohlbefinden durchaus bewusst. In ihren Praktika in unterschiedlichen medizinischen Einrichtungen kam sie mit einem breiten Spektrum an Charakteren und gesundheitlichen Einschränkungen in Berührung und weiß, wie wichtig ein ganzheitlicher Ansatz in der Therapie ist. Aus diesem Grund versucht sie, neben ihrem Hauptbereich Ernährung auch andere Bereiche des täglichen Lebens, wie etwa die Themen Sport und Stressreduktion einzubauen.

Ihr Ziel ist es, ihr Expertenwissen auf einfache und lockere Weise zu vermitteln, damit jeder davon im eigenen Leben profitieren kann und an zusätzlicher Lebensqualität und -freude gewinnt. Ihr fundiertes Know-how konnte sie bislang als Leiterin von Kinder-Kochkursen, in der Ernährungstherapie und -beratung einzelner Personen, in Gruppenschulungen, einem Podcast und durch diesen Ratgeber auf verständliche, einfühlsame und hilfreiche Art weitergeben.

Sie ist der Meinung, nur wer das Werkzeug besitzt, und weiß, wozu er es auch einsetzen kann, wird etwas Sinnvolles damit schaffen können.

Gabriela Zingerle
Wielenstraße 16
39030 Percha –BZ, Italien

Lothringerstraße 6/4
1040 Wien
Österreich
gabriela.kofler@gmail.com

Sven-David Müller

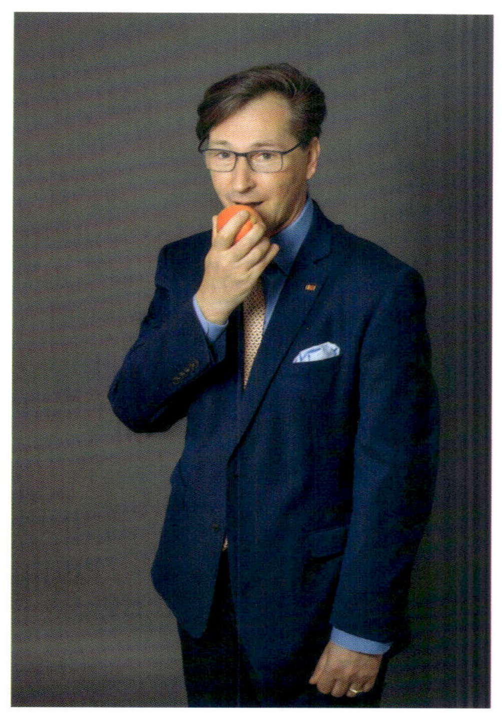

Prof. PhDr. Sven David Müller, M.Sc., aus Salzgitter-Lebenstedt wurde am 13. September 1969 in Braunschweig geboren. Er ist studierter sowie promovierter Naturwissenschaftler mit dem Schwerpunkt Public Health, Public Health Nutrition, Diätetik und angewandte Ernährungsmedizin. Er ist Autor zahlreicher Ernährungsratgeber. Sven-David Müller gehört mit 220 Buchtiteln in 14 Sprachen zu den erfolgreichsten Ernährungsratgeber-Autoren in Europa. Er wurde 2005 für seine besonderen Verdienste um die Bevölkerungsgesundheit, insbesondere im Bereich Ernährungsaufklärung und Diabetes mellitus, mit dem Bundesverdienstkreuz ausgezeichnet. Sein Interesse an Medizin und Ernährung wurde seit seiner Jugend durch die eigene Typ-1-Diabetes-Erkrankung maßgeblich geprägt. Nach seinen Ausbildungen zum staatlich anerkannten Diätassistenten und Weiterbildung zum Diabetesberater der Deutschen Diabetes Gesellschaft folgten Studiengänge in der angewandten Ernährungsmedizin und der Gesundheitswissenschaften/Public Health. Seit mehr als 30 Jahren ist er in Beratung und Wissenschaft tätig, davon zehn Jahre an der Universitätsklinik Aachen. Sven-David Müller ist Vorsitzender des Deutschen Kompetenzzentrums Gesundheitsförderung und Diätetik. Hauptberuflich arbeitet er als Stabsstellenleiter beim Leibniz-Institut DSMZ – Deutsche Sammlung von Mikroorganismen und Zellkulturen in Braunschweig. Er ist Vater eines Sohnes. Er ist Lehrbeauftragter für Ernährung bei Erkrankungen verschiedener Universitäten (beispielsweise der Donau Universität Krems und der HOCHSCHULEN FRESENIUS - Fachbereich Gesundheit & Soziales in Idstein und Köln sowie der Hochschule für Gesundheit in Gera und Köln). Die Warschau Management Universität ernannte Sven-David Müller zum Honorarprofessor am Institut für Gesundheitsmanagement und Diätetik.

Prof. PhDr. Sven-David Müller, M.Sc.
Heckenstraße 36
38226 Salzgitter-Lebenstedt
sdm@svendavidmueller.de

Almut Müller

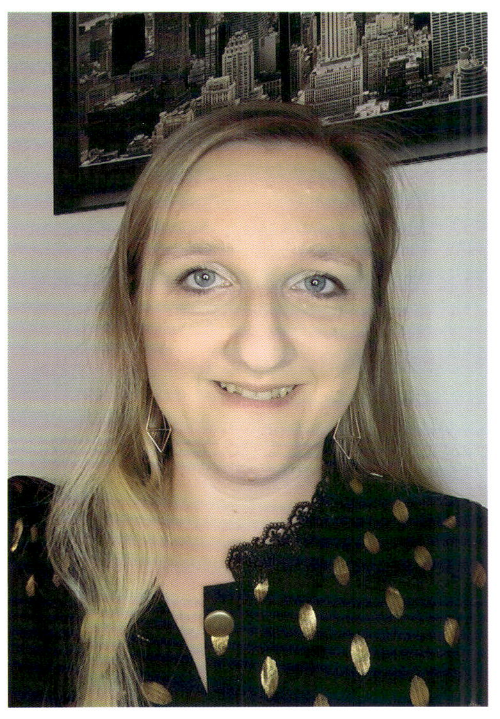

Dipl.-Päd. Almut Müller, B.A., gehört zu den bekanntesten Entspannungspädagogen und psychologischen Beratern in Deutschland. Sie wohnt mit ihrem Sohn im Rheinland zwischen Köln und Bonn. Nach einem Studium der Pädagogik mit der Schwerpunkt Psychologie und Erwachsenenbildung arbeitet sie seit vielen Jahren in der Bildungsarbeit mit Erwachsenen, Jugendlichen sowie Kindern. Sie schloss erfolgreich eine Ausbildung zur Entspannungstherapeutin, psychologischen Beraterin sowie ein Studium der Germanistik ab. Sie ist Autorin zahlreicher Werke, unter anderem ist erst Ende 2021 ihre erste Erzählung »Mein Gespräch mit Friederike« im Schweizer Bellings Books Verlag erschienen (ISBN: 978-3-907314029), 2022 erschien ihr Buch »Anleitung zum entspannten Leben«, Dalasa Verlag, Wien/Österreich und im November 2023 das Buch »Stress war gestern«. Freiberuflich arbeitet sie seit vielen Jahren erfolgreich sie als Coach und Entspannungstrainerin. Sie entspannt am liebsten mit guter Musik, mit Yoga, einem Spaziergang mit ihrem Hund oder beim Backen oder Stricken.

Dipl.-Päd. Almut Müller, BA
Hauptstraße 32
53859 Niederkassel
02208/7664084 / 0174/8369441

Anhang

Glossar

Begriff	Definition; Erklärung
ATP	Abkürzung für Adenosintriphosphat. Es wird von den Mitochondrien produziert und liefert uns die notwendige Energie.
Ballaststoffe	Bestandteile des Essens, das nicht verdaut wird. Sie unterstützen die Verdauung und halten den Darm gesund.
Blutkörperchen	Teile im Blut, die Sauerstoff und Nährstoffe im Körper transportieren.
Brennwert	Die Menge an Energie, die im Essen enthalten ist, also das, was unser Körper verbrennt.
Burnout	Ein krankhafter Zustand körperlicher und emotionaler Ermüdung, der häufig von chronischem Stress herrührt.
Cortisol	Ein Hormon, dass im Körper bei Stress ausgeschüttet wird.
Dickdarm	Letzter Darmabschnitt, in dem Wasser dem Nahrungsbrei entzogen wird.
Dünndarm	Darmabschnitt vor dem Dickdarm, in dem Nährstoffe dem Nahrungsbrei entzogen werden.
Eiweiß	Makronährstoff, der uns Energie (kcal) liefert. Vor allem in Fleisch, Fisch, Milchprodukten, Eier und Hülsenfrüchten enthalten. Man nennt es auch Protein.
Energie	Die Fähigkeit, Arbeit zu verrichten.
Energiebedarf	Die Menge an Energie, die der Körper zum Funktionieren benötigt.

Energiebilanz	Verhältnis zwischen Energieaufnahme und -verbrauch, die idealerweise ausgeglichen, also in Balance ist.
Energiehaushalt	Ein Prozess im Körper, bei dem Energie erzeugt, gespeichert, freigesetzt und verwendet wird.
Energieträger	Teile, die dem Körper Energie liefern, wie Kohlenhydrate, Fett oder Eiweiß.
Enzyme	Teile im Körper, die gewisse Reaktionenunterstützen und beschleunigen.
Enzym-Hefezellen	Spezielle Hefezellen, die mithilfe der Sauerstoff-Enzym-Fermentation entstehen und besonders reich an bioaktiven Enzymen und gut bioverfügbaren Mikronährstoffen sind.
Fett	Makronährstoff, der uns Energie (kcal) liefert. Vor allem in festen und flüssigen Fetten, wie Olivenöl und Butter enthalten und in hoch verarbeiteten Lebensmitteln.
Grundumsatz	Die Menge an Energie, die der Körper mindestens benötigt, um in absoluter Ruhe zu funktionieren.
Jojo-Effekt	Ein Effekt, bei dem es nach sehr schnellen Gewichtsabnahmen durch beispielsweise radikale Diäten zu einer ebenso schnellen Gewichtszunahme wiederkommt.
Joule	Die Einheit, in der Energie im internationalen Einheitensystem (IS) angegeben wird.
Kalorien	Einheit, in der der Brennwert von Lebensmitteln angegeben wird.
Kapazität	Fassungsvermögen; bei der Lunge die Menge an Luft, die beim Einatmen in die Lunge passt.

Kohlenhydrate	Makronährstoff, der uns Energie (kcal) liefert. Vor allem in Getreideprodukten, Brot, Nudeln, Reis, Zucker und Kartoffeln enthalten.
Leistungsumsatz	Die Menge an Energie, die der Körper benötigt, wenn er Arbeit verrichten muss oder sich bewegt.
Makronährstoffe	Nährstoffe, die in großen Mengen benötigt werden und Energieträger sind, wie Kohlenhydrate, Fett und Eiweiß.
Matrix	Der Innenraum des Mitochondriums.
Mengenelemente	Mikronährstoffe bzw. Mineralstoffe, die der Körper in größeren Mengen benötigt, wie beispielsweise Magnesium oder Natrium. Sie liefern allerdings keine Energie.
Membran	Eine flexible Hülle, die die Zellen umgibt und den Inhalt schützt.
Mikronährstoffe	Nährstoffe, die in kleineren Mengen benötigt werden als die Makronährstoffe, wie etwa Vitamine und Mineralstoffe.
Mitochondrium	Kraftwerk der Zelle, das für die Produktion der Energie zuständig ist.
Nährstoffe	Bestandteile aus dem Essen, die für die Bereitstellung von Energie wichtig sind (Stoffe, die uns nähren).
Nikotin	Eine Substanz, die in Tabak und Tabakprodukten enthalten ist und süchtig macht.
PAL	Abkürzung für Physical Activity Level. Mit dem PAL kann die körperliche Aktivität einzelner Personen besser beschrieben werden.

Schilddrüse	Ein Organ, welches Hormone produziert, die für die Regulation des Stoffwechsels von Bedeutung sind.
Sauerstoff	Teil der Luft, der für die Zellatmung und die Energieproduktion benötigt wird.
Spurenelemente	Mikronährstoffe, die der Körper nur in sehr kleinen Mengen benötigt, wie etwa Eisen und Jod.
Stoffwechsel	Ein Prozess im Körper, bei dem Nährstoffe aufgenommen werden und der Körper diese in Energie umwandelt, die anschließend verbraucht oder gespeichert wird.
Stressoren	Faktoren, die Stress auslösen können. Diese können physisch, emotional oder psychologisch sein.
Übergewicht	Körpergewicht, das über dem empfohlenen Normalgewicht liegt und teilweise mit negativen gesundheitlichen Folgen einhergeht.
Vegan	Eine Ernährung, bei der auf alle tierischen Produkte verzichtet wird.
Vegetarisch	Eine Ernährung bei der auf Fleisch, Fisch und Produkte daraus verzichtet wird.
Vitamine	Mikronährstoffe, die uns zwar keine Energie liefern, trotzdem lebenswichtig (essentiell) sind für unsere Gesundheit.
Vollkorn	Getreide und Produkte daraus, bei denen das volle Korn verwendet wurde. Es enthält mehr Ballaststoffe als ausgemahlene Getreideprodukte.
Zellatmung	Ein Prozess in den Zellen des Körpers, bei dem unter Verwendung von Sauerstoff aus den Nährstoffen Energie erzeugt wird.

Zelle	Die kleinste funktionelle Einheit unseres Körpers, ohne die Leben nicht möglich wäre.

Wichtige Websites

www.svendavidmueller.de

www.reininswunschleben.com

www.dkgd.de

www.dge.de

www.vdd.de

Buchempfehlungen der Autorinnen und Autoren

Anleitung zum entspannten Leben, Sven-David Müller; Almut Müller, Dalasa Verlag, Wien

Müller, Almut: Mein Gespräch mit Friederike. Die wundersame Begegnung zweier Frauen, Bellings Books, Kreuzlingen, Schweiz, 2021.

Gesund werden, gesund bleiben mit frischen Enzym- Hefezellen. Versorgen, stärken, entgiften. Hademar Bankhofer und Mathias Oldhaver, Wiesbaden 2013.

Rober A. Buist: Sauestoffmangelsyndrom. Eine Aufgabe für Enzym-Hefezellen. 3. Auflg. Wiesbaden 2015.

Fit-Faktor Enzymhefe: Immunonutrition - So trainieren Sie Ihr Immunsystem durch gezielte Ernährung. Michael Hamm, Aloys Berg, Stuttgart 2006.

Glück. So genießen Sie jeden Tag, Sven-David Müller, Almut Müller, Schlütersche Verlagsanstalt, Hannover

Entspannung. So genießen Sie jeden Tag, Sven-David Müller, Almut Müller, Schlütersche Verlagsanstalt, Hannover

Die 50 besten Blutzuckerkiller, Sven-David Müller, TRIAS Verlag, Stuttgart

Die 50 besten Cholesterinkiller, Sven-David Müller, TRIAS Verlag, Stuttgart

Die 50 besten Virenkiller, Sven-David Müller, Goldmann Verlag, München

Wir essen uns schlank, Sven-David Müller, Verlag Mainz, Aachen

Die Kalorien Ampel, Sven-David Müller, TRIAS Verlag, Stuttgart

Die Low Carb Ampel, Sven-David Müller, TRIAS Verlag, Stuttgart

Die Cholesterin- und Fett-Ampel, Sven-David Müller, TRIAS Verlag, Stuttgart

Stress war gestern!, Sven-David Müller; Almut Müller, Verlag Mainz, Aachen

Quellen und Literatur

Boecker, H., Sprenger, T., Spilker, M. E., Henriksen, G., Koppenhoefer, M., Wagner, K. J., Valet, M., Berthele, A., & Tolle, T. R. (2008). The runner's high: opioidergic mechanisms in the human brain. Cerebral cortex (New York, N.Y. : 1991), 18(11), 2523–2531.

Deutsche Gesellschaft für Ernährung. (2017). 10 Regeln für eine gesunde Ernährung. Deutsche Gesellschaft für Ernährung e.V. , eingesehen am 10.05.2023

Deutsche Gesellschaft für Ernährung, Österreichische Gesellschaft für Ernährung, Schweizerische Gesellschaft für Ernährung (Hrsg.): Referenzwerte für die Nährstoffzufuhr. Bonn, 2. Auflage, 6. aktualisierte Ausgabe (2020)

Elmadfa, I. (2015). Ernährungslehre (3. Auflage). Verlag Eugen Ulmer Stuttgart.

EU Register of nutrition and health claims made on foods (2021). European Food Safety Authority. Verfügbar unter , eingesehen am 10.05.2023

Harris, J. A., & Benedict, F. G. (1918). A Biometric Study of Human Basal Metabolism. Proceedings of the National Academy of Sciences of the United States of America, 4(12), 370–373. -)

Kasper, H. (2021). Ernährungsmedizin und Diätetik (13. überarbeitete Auflage). Urban & Fischer Verlag/Elsevier GmbH.

Loew, T.: »Langsamer atmen, besser leben: Eine Anleitung zur Stressbewältigung«, 2019

Löffler, G. (2008). Basiswissen Biochemie mit Pathobiochemie (7.Auflage). Springer Medizin Verlag.

Mensink, G., Truthmann, J., Rabenberg, M. et al. Obst- und Gemüsekonsum in Deutschland. Bundesgesundheitsbl. 56, 779–785 (2013). https://doi.org/10.1007/s00103-012-1651-8

Robert Koch-Institut (2022): Dashboard zu Gesundheit in Deutschland aktuell - GEDA 2019/2020. Berlin. DOI: 10.25646/9362.

Talbott, S. (2007). The Cortisol Connection: Why Stress Makes You Fat and Ruins Your Health And What You Can Do About It (2. Auflage). Hunter House.

Saganelidze K., Bokuchava L. Zedelashvili I.,Khukhuni, M.:Can a β-glucan-containing orthomolecular agent (Saccharomyces Sp.) containing metabolic cofactors attenuate cytokine activation and alleviate hypoxia in COVID-19 patients?. International Journal of Clinical Pharmacology & Therapeutics (09/2023).

Berg, Al: König, D.; Halle, M.; Grathwohl, D.; Berg, An.; Weinstock, C.; Northoff, H.; Keul, J.: Wirkung eines biologischen Kombinationspräparates auf Enzym-Hefezellbasis auf Muskelstress und Immunsystem. Deutsche Zeitschrift für Sportmedizin, Heft 11/12 1997

Berg A, Schaffner D, Stensitzky-Thielemans A, Deibert P, König D. Wirkung einer Glukan-reichen Nahrungsergänzungs auf Basis von Enzym-Hefezellen auf die LPS-induzierte Cytokin-stimulation. Sportmed präventivmed (2011) 41/4: 21-25.

Deibert P, König D, Schaffner D, Stensitzky-Thielemans A, Fink B, Berg A. Wirkung einer Nahrungsergänzungs auf Basis von Enzym-Hefezellen auf den oxidativen Stress bei klinisch gesunden Personen. Sportmed präventivmed (2011) 41/2: 15-20.

Hagemann, P.: Enzym- Hefezellen in Prävention und Therapie. Der Haug Report Präparat. Stuttgart 2011

Dörling E.: Untersuchungen Zell Oxygen – Sauerstoffpartialdruck. Hamburg 1991

Pereda Gonzales P. Estudio a doble ciego de la efectividad de Sanuzella ZYM sobre la capacidad fisica en el hombre. Valladolid; 1999

Jettke R.: Nahrungsergänzungsmittel im Sport. Auswertung einer Studie zur Wirkung eines biologischen Hefeenzym-Kombinationspräparates auf die Regeneration junger leistungsorientierter Rudersportler. [Diplomarbeit an der Hochschule für Angewandte Wissenschaften Hamburg, Fachbereich Ökotrophologie]. Hamburg: 2003

Abbildungsnachweis

Abb 01: https://d1g9li960vagp7.cloudfront.net/wp-content/uploads/2023/03/Intermembran_Mitochondrien-1024x576.jpg

Abb. 02: https://www.fitundattraktiv.de/wp-content/uploads/2017/03/koerperfettanteil_senken-negative_energiebilanz.jpg.

Abb 03:. https://studyflix.de/biologie/verdauungsorgane-3106

Abb 04: https://unsplash.com/de/fotos/eine-frau-sitzt-auf-dem-boden-r6mRCsUa8v8

Abb 05: https://www.zukunftleben.de/wp-content/uploads/2019/10/WDR_EDEKA-Mix-Teller.jpg

Abb 06: https://unsplash.com/de/fotos/frau-die-tagsuber-in-der-nahe-eines-schwarzen-metallzauns-unter-einer-rosa-blattrigen-blume-auf-den-boden-springt-mtOMSpOWxRI

Abb 07: https://pixabay.com/de/vectors/menschlich-mitarbeiter-b%c3%bcro-manager-4090877/

Abb 08-14: privat

Abb 15: https://pixabay.com/de/photos/m%c3%a4dchen-smartphone-social-media-5717067/

Abb 16: https://unsplash.com/de/fotos/menschen-sitzen-auf-stuhlen-mit-braunem-holztisch-mlVbMbxfWI4

Abb 17: https://api.dpm-dev.developion.de/wp-content/uploads/2020/03/Paretoprinzip_Infografik.png aus: https://der-prozessmanager.de/aktuell/wissensdatenbank/pareto-prinzip 22.04.2023

Abb 18: https://pixabay.com/images/id-2867882/

Abb 19: https://unsplash.com/de/fotos/eine-frau-in-einem-grunen-kleid-lacht-IEkdWMWYtxI

Abb 20: https://pixabay.com/images/id-2216498/

Abb. 21: https://pixabay.com/images/id-4903050/

Abb 22: https://pixabay.com/images/id-1973549/

Abb 23: https://pixabay.com/images/id-582201/

Abb 24: https://pixabay.com/images/id-1532300/

Abb 25: https://pixabay.com/images/id-2305192/

Abb 26: https://pixabay.com/images/id-3929342/

Abb 27: https://pixabay.com/images/id-1733352/

Abb 28: https://pixabay.com/images/id-4568283/

Abb 29: https://pixabay.com/images/id-2390136/

Abb 30: https://pixabay.com/images/id-2065802/

Abb 31: https://pixabay.com/images/id-5779323/

Abb 32: https://pixabay.com/images/id-6392428/

Abb 33: https://pixabay.com/images/id-473604/

Kapitel:

https://upload.wikimedia.org/wikipedia/commons/6/6d/Good_Food_Display_-_NCI_Visuals_Online.jpg

https://www.wallpaperflare.com/salad-bowls-food-and-drink-hd-wallpaper-health-food-healthy-food-wallpaper-aaqhv/download

https://unsplash.com/de/fotos/frau-schlaft-auf-bett-neben-buch-6sNQftdA3Zs